看護のための
コミュニケーションと
人間関係

Communication and human relations for nursing
: techniques and sensitivities acquired by active learning

アクティブ・ラーニングで身につける技術と感性

諏訪茂樹　編著

Shigeki Suwa

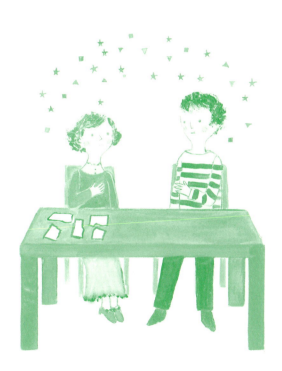

中央法規

Foreword

まえがき

　コミュニケーションという言葉の本来の意味は，メッセージをやり取りして共有することです。患者さんとの関係において，何を，どのように共有すればよいのでしょうか。

　客観的事実の共有であれば，今日，AI（人工知能）でも可能になってきました。AIよりも看護師のほうが優れているとすれば，それは患者さんと同じように意識をもつ人間が，患者さんの気持ちを理解しようとし，寄り添いながら信頼関係を築き，そのうえで専門的な支援ができるからでしょう。今後への不安，断念することへの悔しさ，病気や死への想いなど，患者さんの主観的事実を看護師が共有せずに，質の高い看護は望めません。

　コミュニケーションを繰り返すことにより，人間関係が形成されます。患者さんとのコミュニケーションを深め，人と人との関係を築かなければ，看護は成立しません。そのためには，コミュニケーションや人間関係を，知識として学んで「わかる」だけではなく，「できる」能力を身につける必要があります。

　受け身的に教科書を読んだり，教師の話を聞いたりするだけでは，「できる」能力を身につけることは難しいでしょう。自ら考えて，書いたり語ったりしながら，主体的・対話的な深い学びをすることにより，看護に役立つコミュニケーションや人間関係の能力を，身につけることが容易となります。

　本書では，コミュニケーションや人間関係の基礎的な知識を解説するだけではなく，それらの能力を身につけたり，より深く理解したりするためのアクティブ・ラーニングのすすめ方を，単独ワークおよび協働ワークとして紹介しています。一人で，あるいは仲間とともに，ワークに取り組むことにより，学習効果を飛躍的に高めることが期待されます。

　コミュニケーションや人間関係の学習が，読者の皆さんにとって少しでも楽しいものになり，看護の醍醐味を味わうことにつながるならば，筆者としては幸いです。

2019年9月4日　大学セミナーハウスにて

　　　　　　　　　　　　　　　　　　　　　　　編著者　諏訪茂樹

Contents

まえがき

序章　学習方法

1 患者とのコミュニケーションが苦手 ……………………………………… 002
2 実は初対面での会話が苦手 ………………………………………………… 003
3 「わかる」ではなく「できる」が大切 ……………………………………… 004
4 「できる」ためのアクティブ・ラーニング ……………………………… 004
5 本書での学習方法 ………………………………………………………… 005

第1章　コミュニケーション

§Ⅰ　コミュニケーションの基礎　　010

1 コミュニケーションとは ………………………………………………… 010
2 言語と準言語と非言語 …………………………………………………… 010
3 トータル・コミュニケーション ………………………………………… 011
4 準言語（語調）が死角 …………………………………………………… 012
5 メディアが決まればチャネルも決まる ………………………………… 014
6 ソーシャルメディア（SNS）にご注意 ………………………………… 015
　👥協働ワーク**1**　ア行トーク ──母音だけでメッセージを共有する ……… 015
　👥協働ワーク**2**　サイレント・トーク ──口の動きだけでメッセージを共有する …… 021

§Ⅱ　言語的コミュニケーション　　027

1 言葉の可能性と限界 ……………………………………………………… 027
2 他者に敬意を表す敬語 …………………………………………………… 027
　👤単独ワーク**1**　どのように言えば，敬語になるでしょう …………………… 028
　👤単独ワーク**2**　この言葉で，どれくらいの利用者が喜ぶでしょう ………… 030
3 患者中心・利用者中心の言葉かけ ……………………………………… 033
4 信頼関係を築くための雑談 ……………………………………………… 033
　👥協働ワーク**3**　伝達トレーニング ──言葉でメッセージを共有する ……… 035

§Ⅲ　非言語的コミュニケーション　　044

1 表情は語る ………………………………………………………………… 044
　👤単独ワーク**3**　この人が抱いている感情は？ ……………………………… 045
2 目線と視線は語る ………………………………………………………… 046
3 動作と姿勢は語る ………………………………………………………… 047

iv

4 距離は語る ·· 048

協働ワーク **4** ジャスチャー・コミュニケーション ──非言語でメッセージを共有する ···· 049

協働ワーク **5** ３つの姿勢 ──誠実さが伝わる姿勢で聞く ······································· 055

第 2 章 テクニックとスキル

§Ⅰ 傾聴技法 060

1 マインドとテクニックとスキル ··· 060

2 共感的理解 ·· 060

3 傾聴技法 ·· 061

協働ワーク **6** うなずきと相づち ──反応を示しながら聞く ···························· 063

協働ワーク **7** 繰り返し ──言葉の一部を繰り返しながら聞く ························ 068

協働ワーク **8** 要約 ──相手の話の要点を返す ·· 073

協働ワーク **9** 共感 ──相手の気持ちに理解を示す ·································· 078

§Ⅱ コーチングによる自己決定の支援 084

1 インナーゲームからコーチングへ ··· 084

2 質問をして答えを引き出す ·· 084

3 ティーチングとコーチングの使い分け ·· 085

協働ワーク **10** 指示 ──目隠しして作業をする人に指示を出す ···················· 086

協働ワーク **11** 助言 ──目隠しなしで作業する人にアドバイスする ················ 093

協働ワーク **12** コーチング ──質問をして答えを考えてもらう ······················ 102

§Ⅲ 患者理解と言葉かけ 110

1 聞くと聴く ·· 110

単独ワーク **4** 言葉の奥に本心のある患者 ··· 110

2 対決と受容 ·· 111

単独ワーク **5** 不可解な言動を示す患者 ·· 111

3 励ましと共感 ··· 112

単独ワーク **6** ひどく塞ぎ込んでいる患者 ··· 112

4 ティーチングとコーチング ·· 113

単独ワーク **7** 自己決定に迷っている患者 ··· 113

単独ワーク **8** プロセス・レコードの作成 ··· 115

Contents

第3章　人間関係とチームワーク

§Ⅰ　患者やスタッフとの人間関係　　120

1 好き嫌いの人間関係 ……………………………………………… 120
　単独ワーク **9** インフォーマルグループの把握 …………………… 121
2 対人認知の偏り ……………………………………………………… 121
　単独ワーク **10** 20答法 ……………………………………………… 122
3 自己開示とフィードバック ………………………………………… 124
4 基本的な構えと交流様式 …………………………………………… 125
5 患者－医療者関係 …………………………………………………… 126
　協働ワーク **13** 自己開示紹介 ──私的な自分を紹介する ……… 127
　協働ワーク **14** 自由連想ゲーム ──誰が連想した言葉かを当てる … 131
　単独ワーク **11** 自分と周りの認識の違い ………………………… 136
　協働ワーク **15** 価値交流学習 ──互いの価値観を比較して話し合う … 138

§Ⅱ　チームワークと多職種連携　　144

1 コミュニケーションと人間関係と集団・組織 …………………… 144
2 チーム医療と多職種連携 …………………………………………… 144
3 理念と目標管理とチームワーク …………………………………… 146
4 患者との関係と看護師のモチベーション ………………………… 147
5 ピラミッド組織と逆さまのピラミッド …………………………… 148
　協働ワーク **16** 協力ゲーム ──パーツを交換しながらパズルを完成させる … 149
　協働ワーク **17** 集団討議 ──話し合いを通して正解数を増やす … 156
　協働ワーク **18** ブラインドワーク ──目隠しをして共同作業をする … 166
　協働ワーク **19** ブレーン・ストーミング ──思いつきでアイデアを出し合う … 171

文献
索引
編著者紹介

序章

学習方法

1 患者とのコミュニケーションが苦手

　看護師は重い病気やケガの患者を担当することもあり，そうすると人並み以上のコミュニケーション能力が必要となります。患者が激しい苦痛を訴えたり，絶望感を抱いたりしているときに，笑顔で「おだいじに」と言うだけでは済みません。小売店や飲食店でのアルバイトのように，マニュアル通りに対応すればよいというわけではなく，それぞれの患者の気持ちを理解し，その気持ちに寄り添うことが必要となるのです。

　また，疾病構造の中心が急性疾患から慢性疾患へと移行し，生活の場でのセルフケアや予防が重視されるようになりました。そうすると，一方的に情報を与えて指示を出すだけのコミュニケーションではうまくいかず，患者本人の主体性を尊重しながら信頼関係を築き，意欲を引き出すかかわりも，看護師には求められています。

　ところが，コミュニケーションで苦労している看護学生は，今日，決して少なくありません。例えば，かつて筆者（諏訪）が担当した看護学生の卒業研究では，同級生や後輩の学生に「実習中に患者さんとうまくコミュニケーションを取れていると思いますか」と尋ねたところ，回答した111名のうち「ほぼできている」が5.4％，「そこそこできている」が55.9％，「あまりできていない」が35.1％，「まったくできていない」が3.6％でした。

　ところが，質問の仕方を変えて，「患者さんとのコミュニケーションが得意ですか」と尋ねてみると，回答した108名のうち「たいへん得意」が0.9％，「そこそこ得意」が32.4％，「あまり得意ではない」が60.2％，「まったく得意ではない」が6.5％となりました(図1)。つまり，患者さんとのコミュニケーションは苦手だが，実習中は何とか努力して，うまくこなしていると思っている看護学生の姿が，これらの結果から見えてきました。

図1　患者とのコミュニケーションが得意か（N＝108）

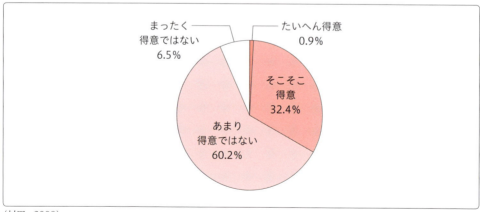

（村田，2008）

2 ▶ 実は初対面での会話が苦手

　それでは，患者さんとのコミュニケーションが苦手という学生の背景には，いったい，どのような事情があるのでしょうか。この点についても，これまでに筆者が担当した看護学生たちは，さまざまな視点から調査をしてきました。サークル活動やアルバイト経験などの有無，家族規模や兄弟姉妹数など，さまざまな要因との関連を探ってきましたが，その中で確実に関連しているといえたのは，初対面で行う会話への自信だけでした。統計学に基づいて関連性を分析した結果，初対面の人との会話に自信があると答えている人ほど，実習中の会話にも自信があると答えていたのです(相関係数0.446，$p < 0.01$)(表1)。

　「実習中の会話に自信がないから，初対面での交流に自信がない」と説明するよりも，逆に，「初対面での交流に自信がないから，実習中の会話も自信がない」と説明するほうが，説得力があるでしょう。確かに，最近の若い人たちは，見知らぬ者同士が隣人として暮らす都市化した社会の中で生まれ育ち，防犯上の理由から「知らない人と口をきかないように」と親に注意をされながら，幼少時代を過ごしてきたと思われます。また，成長して学生になってからも，慣れ親しんだ土地から離れる遠方への進学，留学，就職は，避ける傾向にあります。旅行に行くとしても仲のよい友達と一緒であり，初対面の人と出会う機会の多い一人旅などもしなくなっています。こうして，初対面の人と交流する機会が少なく，ごく親しい人たちだけと接する環境で育ったことが，初対面での自信のなさへとつながり，その結果，実習中も患者さんとの会話に苦労していると考えることができるのです。

表1　実習中の会話への自信とその背景に関する相関マトリックス（N＝172）

	I	II	III	IV
I　サークル活動経験	1.000			
II　アルバイト経験	0.081	1.000		
III　初対面の会話への自信	0.089	0.144	1.000	
IV　実習中の会話への自信	0.049	0.055	0.446**	1.000

(**$p < 0.01$)(甲斐，2006)

　そうすると，自信のなさを克服し，患者さんと無理なくコミュニケーションを図るためには，どうすればよいのかが自ずとわかってきます。もちろん，初対面の人間関係をたくさん体験し，会話にチャレンジする学習ができれば，一番よいのでしょう。しかし，忙しいため，そうする時間的余裕もないのなら，せめて学習者同士で十分に交流して，そこから学ぶ演習に取り組む必要があるのです。仲良しグループ内で交流しても仕方がありません。あまり話したことのない相手と積極的に交わり，ロールプレイをしたり，共同作業をしたり，議論をしたりしながら，どうすればうまくかかわることができるのかを体験学習するのです。

　筆者が担当する授業や研修会では，2～4人一組による学習を繰り返しますが，学習の途中で組み合わせの相手やメンバーを，頻繁に変えることになります。そうすることで，特定の親しい人とだけではなく，どんな人とでもかかわれるように，トレーニングするのです。

3 「わかる」ではなく「できる」が大切

　国家試験の選択問題で正解を選ぶことができたとしても，それをコミュニケーションや人間関係の能力とはいいません。知識をどれだけ身につけたとしても，実際に患者さんとうまくかかわることができなければ，患者さんへの看護はできないのです。

　「わかる」ことが「できる」ことの前提だと，考える人もいます。しかし，実際には，自転車の乗り方は説明できないのに，自転車に乗れる人がいます。共感的理解について勉強したこともないのに，みごとに共感的理解を示す人もいます。このように，「わかる」ことと「できる」ことは根本的に異なるのであり，「❷わからないが，できる」人もいれば，「❸わかるが，できない」人もたくさんいるのです(図2)。

　それでは，「❷わからないが，できる」と「❸わかるが，できない」とでは，どちらがよいのでしょうか。研究者を目指すのであればともかく，臨床で活躍する看護師を目指すのであれば，わからなくても，できるほうがいいに決まっています。ただし，わからないと，いざ，できなくなったときに原因がつかめず，脱出できなくなることもあります。また，仲間や後輩にうまく伝えることもできず，そのために「背中を見て覚えなさい」とか「技は盗みなさい」などという，古い教え方になってしまいます。そうすると，結局は「❶わかるし，できる」のが最も理想的となるわけですが，あくまでもゴールは「わかる」ことではなく，「できる」ことなのです。

図2　「わかる」と「できる」

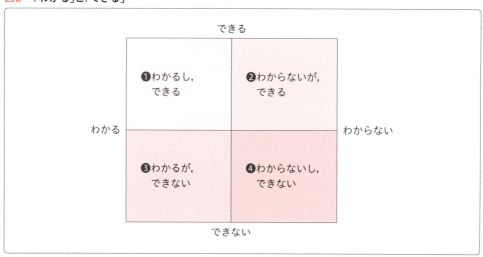

4 「できる」ためのアクティブ・ラーニング

　それでは，できるようになるためには，どのように学習すればよいのでしょうか。
　学習方法は多様ですが，大きく分けて❶講義の受講，❷演習，❸実習の3つがあります。❶受講は教師の話を受け身的に聞くことを基本とし，双方向といってもせいぜい質疑応答を交える程度です。❷演習は本番さながらの練習ですが，本番ではないので失敗も許されることになり，失敗から多くを学ぶことができます。❸実習は本番そのものであり，現場での実践を繰り返すことから，「習うより慣れる」という学習も可能となります。

たくさんの体系的な知識の理解が求められる教科では，たとえ受け身的でも講義の受講が現実的だと，これまで考えられてきました。しかし，そのような教科でも，今日，学習者が自ら主体的に学び，その結果を学習仲間や教師の前で発表する**アクティブ・ラーニング**が，盛んに取り入れられるようになりました。ましてや，看護技術と同様に，コミュニケーション，人間関係，チームワーク，リーダーシップなど，「わかる」だけではなく「できる」ことが求められている学習項目に関しては，受講や講読に高い学習効果を期待することはできません。

アメリカの心理学者であるレビンによると，食習慣を変えるように説得する講義を実施したところ，実際に変わったのは参加者のたった3%でした。それに対して，参加者を小グループに分けて賛否について集団討議をしてもらい，その後に自己決定してもらうグループワークを実施したところ，参加者の32%に変化がみられたということです(表2)(Lewin K，1947)。

また，コーチングを今あるような形にまとめて広めたウィットモアによると，簡単な作業手順について説明を受けただけの人で，3カ月後に思い出せたのはたったの10%でした。それに対して，説明を受けた後に見せてもらった人では32%，見せられた後に予行演習を行った人では65%ができたということです(表3)(Whitmore J，2002)。

いずれも，講義を受講する知識学習だけでは，できるようになるのが難しいことを，はっきりと実証しているデータです。演習などの体験学習を通して自己決定しながら，主体的・能動的に学ぶアクティブ・ラーニングでなければ，「できる」には至らないことを示しています。

表2　食習慣の変容率

学習方法	変容率
講義形式で説得される	3%
集団討議と自己決定の演習	32%

(Lewin K, 1947)

表3　簡単な作業の再現率

学習方法	再現率
説明を受ける（受講）	10%
見せてもらう（実演例示）	32%
やってみる（予行演習）	65%

(Whitmore J, 2002)

5　本書での学習方法

本書では，コミュニケーションや人間関係に関する基本的な知識を，まず**本文の講読**によって学びます。そのうえで，さらに理解を深めるために一人で取り組む10の**単独ワーク**と，実際のコミュニケーションや人間関係を仲間とともに体験しながら演習を行う19の**協働ワーク**とを，アクティブ・ラーニングとして紹介します。

協働ワークでは，まずは導入部分で，ワークの**ねらい**を説明します。そのうえで，**準備**において参加人数，所要時間，会場，必要物品など，ワークを効果的に体験するうえでの必要事項を示します。

ねらいを理解し，準備が整ったところで，**すすめ方**に則してワークを体験してみてください。一度だけ体験して，やりっ放しで終わってしまえば，高い学習効果を望むことはできません。そこで，協働ワークの多くでは，「もっとうまくやるには，どうすればよいのか」

を，**気づきノート**で振り返ってもらうことになります。

　個人の力には限界があります。そこで，3分間ほど個人で振り返った後に，3〜4名一組のグループとなり，5分間ほど振り返ります。参加者が多くて複数のグループができた場合には，さらに各グループの代表者が気づきを発表して，全体で振り返ることになります。

　このように，個人・グループ・全体という3ステップで振り返ると，実に多くの気づきを得ることができます。たくさんの気づきが得られたところで，それらの中から取捨選択して，それぞれに「今度はこれでやろう」と自己決定します。そして，自己決定したことを共に学ぶ仲間に報告（宣言）し，もう一度チャレンジすると，1回目よりも2回目のほうがうまくできるようになるのです(図3)。

図3　協働ワークによる学習の過程

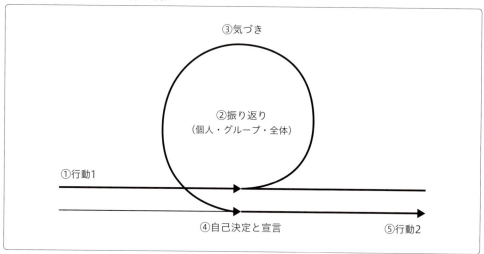

　協働ワークでは2人で一組のペアになったり，3〜4人で一組のグループになったりします。また，テーブルを囲んで作業をするワークもあれば，テーブルをすべて脇に寄せて，椅子だけでロの字型や円形型に着席して取り組むワークもあります。したがって，机や椅子が床に固定された階段教室や，小テーブル付きの椅子しかない会場では，すべてのワークを体験することはできません。身動きのとれない寿司詰めの会場ではなく，スペースに余裕のある広めの会場で，学校机(図4)を使用したり，会議用長机(図5)を2人掛けで使用したりすれば，最も効果的に体験することができます。

　なお，本書で紹介するすべてワークにおいて，学習者は本書をワークブックとして使用し，書き込んでいくことになります。本書を使ってワークに取り組むことにより，自分ならではの唯一無二の学習ノートが完成することになります。

図4　学校机

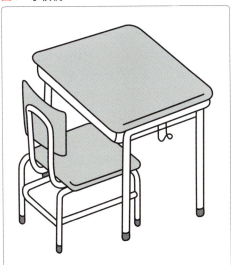

図5　会議用長机

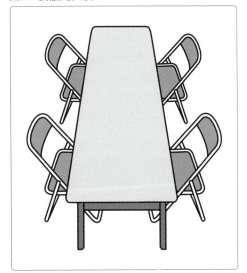

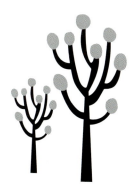

第 1 章

コミュニケーション

第1章　コミュニケーション

Section Ⅰ　コミュニケーションの基礎

1 コミュニケーションとは

　「患者さんとの**コミュニケーションを深める**」とか「スタッフ間のコミュニケーション不足が問題だ」などと，私たちは日常会話の中でコミュニケーションという言葉を頻繁に使います。ところが，「コミュニケーションとは何か」を問われると，うまく答えられる人は少ないでしょう。

　ちなみに，英和辞典でcommunicationという言葉を調べてみると，「通信，伝達，交通，電動，感染」など，実に多くの意味が載っており，この言葉の意味がますますわからなくなります。そこで，communicateという動詞からこの言葉の語源を探してみると，ラテン語のコムニカレcommunicare（共有する）やコムニスcommunis（共有の）という言葉を見つけることができるのです。

　通信することにより，情報を共有することができます。交通機関を使って移動することにより，同じ場所を共有することができます。熱が伝導すれば同じ熱を共有することになり，ウイルスに感染すれば同じ病気を共有することになるのです。つまり，communicationの根本的な意味は共有することだと考えることができるし，私たちも**送り手**と**受け手**との間で**メッセージ**をやり取りして共有するという意味で，コミュニケーションという言葉を使っているといえます。

　患者さんとの間でメッセージが共有されなければ，看護は成立しないといっても，過言ではありません。また，他の看護師や他職種との間でメッセージが正確に共有されなければ，チームワークも多職種連携もうまくいかないのです。

2 言語と準言語と非言語

　送り手の内側にあるメッセージは，内側から外側に表さなければ，受け手に伝えることができません。メッセージを送り手の内側から外側に表す経路のことを，**コミュニケーション・チャネル**といいます(図1)。

　患者さんと対面して行うコミュニケーションでは，言語・準言語・非言語の3つのチャネルで同時にメッセージが表われ，やり取りすることになります。言葉によるメッセージのやり取りを**言語的コミュニケーション**，言葉に伴う語調(声の大きさ，抑揚，長短，話す速度など)によるやり取りを**準言語的コミュニケーション**，表情，目線・視線，動作・姿勢，装い，距離などによるやり取りを**非言語的コミュニケーション**といいます。

　バードウィステルの研究によると，日常のコミュニケーションで言語の占める割合は，30〜35%にすぎないと報告されています(Birdwhistell RL, 1970)。つまり，私たちのコミュニケーションの65〜70%が，言葉に頼らないメッセージで成り立っていることになります。看護師の語調や何気ない表情，くせになっている姿勢や動作などが，言葉よりも多くのメッセージを患者さんに伝えているのです。

図1　コミュニケーション・チャネル

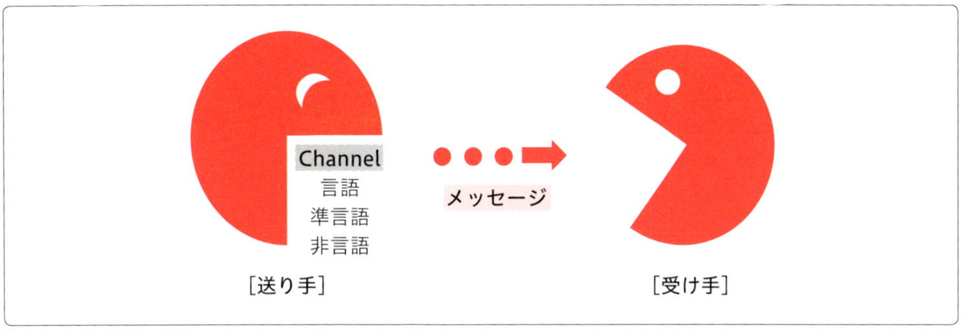

　また，患者さんが示す準言語や非言語は，言葉には表現されないメッセージを把握する手がかりになります。特に，意思表示の難しい患者さんとのコミュニケーションでは，非言語が伝えるメッセージを理解することが重要であり，日頃から患者さんが示す非言語をよく観察し，感受性を養うことが求められるのです。

3　トータル・コミュニケーション

　言語(言葉)，準言語(語調)，非言語(表情など)の3つのチャネルを使って，同時にメッセージをやり取りすることを，**トータル・コミュニケーション**といいます。そして，これらのメッセージがどの程度に一致しているかにより，コミュニケーションは次の3つのパターンに分類されます。

　1つ目は完全一致のパターンであり，このパターンでは3つのチャネルで同じメッセージを同時に伝えます。例えば，患者さんと別れる際に思いやりの気持ちを伝えようとすれば，言語では「おだいじに」と言い，準言語では語尾を少し伸ばし，非言語では笑顔になります(図2-①左)。また，謝罪の気持ちを伝えようとすれば，言語では「もうしわけありません」と言い，準言語では語頭を少し強め，非言語では気まずい表情となります(図2-①右)。このように完全一致のパターンでは，メッセージが最も正確に伝わり，効果的なコミュニケーションが実現されます。

　2つ目は不完全一致のパターンであり，このパターンでは2つのチャネルで同じメッセージを伝えながら，もう1つのチャネルで別のメッセージを伝えます。例えば，言語では「おだいじに」と言い，準言語では語尾を少し伸ばすものの，非言語の表情が強面(こわもて)になっているのです(図2-②左)。また，謝罪を伝える例では，言語に一致して非言語でも気まずい表情になりますが，準言語では語尾を強めてしまうのです(図2-②右)。このパターンでは，2つのメッセージが同時に伝わるため，どちらが本音なのか，受け手は迷うことになります。そして，迷ったあげく，意識的なコントロールの難しい準言語や非言語のメッセージを，送り手の本音としてとらえる傾向にあるのです。

　さらに，3つ目は完全不一致のパターンです。例えば，言語では「おだいじに」と言いながら，準言語では語尾が強まり，非言語では悲しそうな表情をしているのです(図2-③左)。また，言語では「もうしわけありません」と言いながら，準言語では語尾が強まり，非言語では笑顔になっています(図2-③右)。このパターンによるコミュニケーションは稀(まれ)ですが，もしも送り手が完全不一致のパターンを示したならば，もはや本音の読み取りは，受

図2　言葉と語調と表情

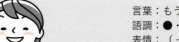

①完全一致のパターン

言葉：おだいじに
語調：・・・・―
表情：(*^o^*)

言葉：もうしわけありません
語調：●・・・・・・・・・
表情：（-_-;)

②不完全一致のパターン

言葉：おだいじに
語調：・・・・―
表情：(｀~´)#

言葉：もうしわけありません
語調：・・・・・・・・●
表情：（-_-;)

③完全不一致のパターン

言葉：おだいじに
語調：・・・・●
表情：（;_;)

言葉：もうしわけありません
語調：・・・・・・・・●
表情：(*^o^*)

け手にとっては不可能に近くなるでしょう。

　看護師が患者さんと対面してコミュニケーションを図る際には，言語，準言語，非言語の3つのチャネルで同時に自分のメッセージが伝わることを意識して，正確にメッセージを伝えるように努力する必要があります。言葉だけに頼ってメッセージを伝えるのではなく，語調や表情なども言葉に一致しているか，点検してみるのも無駄にはなりません。また，患者さんからのメッセージを受け取る際にも，言葉だけではなく，語調や表情もよく観察すれば，真意をとらえることにつながります。

4　準言語（語調）が死角

　既にみてきたように，言葉を発する際には，音の強弱，長短，抑揚，それに発話のスピードなどをともない，これらの準言語もさまざまにメッセージを伝えています。筆者が全国の有料老人ホームの利用者1,014名を対象に行った調査では，接遇満足に最も大きな影響を及ぼしていたのは，言語による共感でもなく，非言語による笑顔でもなく，準言語の優しい口調でした(図3)。ところが，これまでのコミュニケーション教育は言語と非言語が中心であり，準言語をしっかり取り上げることは稀でした。そのために，実際のコミュニケーションにおいて，準言語は死角となっていたのです。

　例えば，「こんにちは」という言葉を，単調に「こんにちは」と言うと，まるで一昔前のロボットが話しているようで，機械的もしくは事務的に聞こえます(図4)。機械的・事務的に扱われて，喜ぶ患者さんは少ないでしょう。言葉の音に強弱や長短や抑揚をつけて発話することで，はじめて人間味のあるコミュニケーションとなるのです。

　また，語尾を強めて「こんにちは」と言うと，威勢はよくなりますが，乱暴さが加わり，まるで怒っているようにも聞こえます。発話する際に語頭や語尾を不自然に強めると，怒りや苛立ちなどのマイナスの感情も伝えてしまうのです。

図3　接遇満足の背景

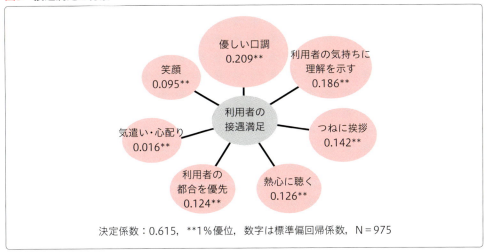

（諏訪, 2007）

図4　3通りの「こんにちは」

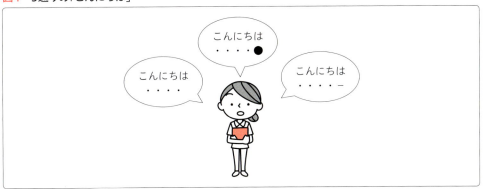

　語尾を少し伸ばして「こんにちは」と言うと，ようやく自然なあいさつとなり，好意が伝わります。このように，優しさ，親しみ，愛情，感謝，喜びなどのプラスの感情は，語尾の音を少し伸ばしたり揚げたりすることにより，効果的に表現することができるのです。
　「あの人は冷たい」とか「いつもツンケンしている」などと，患者さんから敬遠される看護師がいます。そのような人は，本人にそのつもりがなくても，無意識のうちに単調に発話したり，あるいは語頭や語尾を強めて発話したりして，患者さんを不快にさせていることも少なくないのです。
　さらに，例えば「おはようございます。よくねむれましたか」という言葉を，まるで早口言葉のように3秒ほどで発話すると，いかにも性急でせっかちな態度となり，相手を焦らせてしまうかもしれません。それに対して，同じ言葉を4秒ほどで言ってみると，たった1秒長くなっただけなのに，言葉の一つひとつが丁寧となり，余裕のある落ち着いた態度を伝えることができるのです（図5）。
　患者さんの中には，病気や障害のために，思考や動作が遅くなり，テキパキと応えられない人も少なくありません。そのような患者さんに対して，早口で性急に接しても，うまくいかないことは，いうまでもありません。

図5　2通りの「おはようございます。よくねむれましたか」

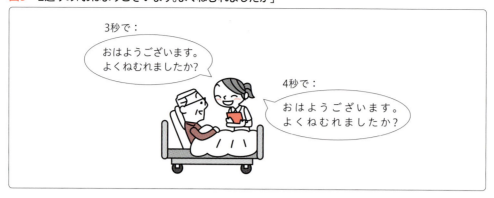

5 メディアが決まればチャネルも決まる

　言語，準言語，非言語などのチャネルによって表現されたメッセージを，送り手から受け手へと届ける手段（媒体）のことを，**コミュニケーション・メディア**といいます(図6)。従来からの対面（face to face）や書類（紙媒体）の他に，近年はパソコンやスマートフォンなどのコミュニケーション機器も増えて，メディアは多様になりました。

　利用するメディアを選択すると，自動的にチャネルの数が決まります。例えば，対面では言語，準言語，非言語の3つのチャネルにより，メッセージがリアルタイムにやり取りされます。また，音声電話の場合は，言語と準言語の2つのチャネルを利用することになります。このように考えると，書類，電子メール，チャットツールなどは，基本的に言語の1つのチャネルしかありません。そのために，微妙なニュアンスが伝わりにくく，言葉を額面通りに受け取られることになりがちです。また，書類や電子メールはリアルタイムでメッセージがやり取りされないので，誤解が生じると訂正に時間がかかります。そのために，表現に十分な注意を払わないと，トラブルへと発展することにもなるのです。

　これからの時代は，パソコンやスマートフォンを利用した健康相談業務の増大が予測されます。それにともない，さまざまな機能をもつ新しいメディアも開発されてくるでしょう。しかし，それらのメディアは便利さの反面，利用できるチャネルが限られていたり，メッセージのやり取りがリアルタイムでなかったりします。そのために，新しいメディアを利用する際には，その限界も十分に理解して利用しなければならず，直接に会ってメッセージをやり取りする対面コミュニケーションが原点であることも，忘れてはならないでしょう。

図6　コミュニケーション・メディア

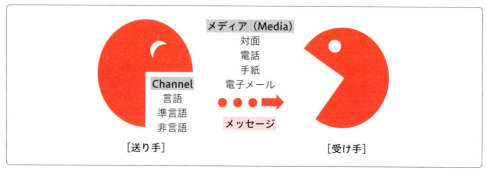

6 ソーシャルメディア（SNS）にご注意

　メールやチャットは手紙や電話と同じく，一対一の双方向コミュニケーションを基本としており，そのため**パーソナルメディア**に分類されます。それに対して，テレビや新聞では，一対不特定多数の単方向コミュニケーションとなるため**マスメディア**と呼ばれています。そして，両者の中間に位置づけられるのが**ソーシャルメディア**であり，そのコミュニケーションは一対一にもなれば一対不特定多数にもなり，双方向にもなれば単方向にもなるのです。

　ツイッター（Twitter），フェイスブック（Facebook），インスタグラム（Instagram）などのSNS（social network service）の登場により，今日，多くの人がソーシャルメディアを手軽に利用するようになりました。そして，不特定多数を対象にして情報発信することが，誰にでも可能となったのです。そうすると，利用するメディアの特徴を十分に理解したうえで情報を発信したり，逆に情報を受け取ったりする能力（**メディアリテラシー**）が，人々に求められるようになりました。

　ソーシャルメディアによって情報を発信する場合，たとえ受け手を親しい個人に限定したつもりでも，情報は個人から別の個人へと広がり，あっという間に不特定多数の受け手に拡散することもあります。このような理由から，実習や業務を通して知り得た患者さんの個人情報をSNS上で取り上げたり，他の学生，教員，同僚などを一方的に批難する情報を発信したりすることは，学校や職場の規則で厳しく禁止されているのが一般的です。

　また，ソーシャルメディアによって情報を受け取る場合にも，十分な注意が必要です。さきにも述べた通り，誰でも情報を発信することができますし，発信者が個人の場合には，情報の内容について組織的なチェックを受けることもありません。また，たとえ発信者が企業などの団体の場合でも，その情報発信のねらいを理解したうえで，情報に接することが大切です。そうしなければ，間違った情報を信じ込んでしまい，自分や他者に不利益が生じることもあり得るのです。

👥 協働ワーク 1 　ア行トーク　母音だけでメッセージを共有する

目的：メッセージを共有する意欲を高める。
目標：1回目よりも2回目のほうが，メッセージの共有が容易となる。

（1）ねらい

　コミュニケーションとは，送り手と受け手との間で，メッセージをやり取りして共有することです。そうすると，メッセージを正確に共有することが，コミュニケーションの第1課題となります。

　日常のコミュニケーションでも，「言ったはずのことが伝わっていない」とか「言ってもいないことが伝わっている」などと，メッセージの共有に難しさを感じたことがあるでしょう。ましてや，相手が患者さんともなれば，メッセージの共有がさらに困難になることも珍しくありません。

ここで紹介するア行トークは，**構音障害**のある人とのコミュニケーションを疑似体験することで，メッセージを共有しようとする**熱意**を高めるワークです。構音障害は脳梗塞の患者さんなどにしばしばみられる言語障害です。発語の不明瞭さから，コミュニケーションが制限されるために，メッセージの共有はとても難しくなります。

（2）準備

[参加人数]
　2人一組のペアで実施します。2人以上であれば，何人でも同時に体験することができます。もしも参加者が奇数の場合には，一組だけ3人となります。

[所要時間]
　振り返りの時間を挟んで二度行うとして，30～45分ほどです。

[会場]
　机と椅子がある場所であれば，どこでも実施できます。ただし，グループでテーブルを囲み，気づきを分かち合う場合，階段教室のように机と椅子が動かせない会場では不都合となります。もしもテーブルがなく，椅子だけの会場であれば，クリップボードを利用して実施することもできます。

[必要物品]
　❶ワークシート「ア行トーク」(p18)を1人1枚ずつ，❷気づきノート(p19)を1人1枚ずつ，❸キッチンタイマー（複数のペアが一斉に体験する場合は会場に1つ。個別に体験する場合は各ペアに1つ），❹ワークシートと気づきノートに記入するために筆記用具が各自必要です。
　＊テーブルのない会場では，クリップボードも1人1枚ずつ用意します。

（3）すすめ方

①ワークシート「ア行トーク」(p18)に，訪れてみたい都道府県名，誕生日（生まれた月日），趣味をひらがなで書きます。
②次にひらがなで書いた都道府県名，誕生日，趣味を，カタカナで母音（アイウエオ）に置き換えてください。「ん」は「ン」のままです(p18の記入例を参照)。
③2人一組で着席し，AさんとBさんを決めます。3人一組ではCさんまで決めてください。

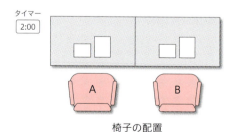

椅子の配置

④Aさんは母音だけで，行ってみたい都道府県名をBさんに伝えます。Bさんが理解したら，次に，母音だけで誕生日を伝えます。Bさんが理解したら，母音だけで趣味を伝えます。制限時間は2分間です。タイマーを押して開始します。
⑤2分が経過し，タイマーが鳴ったところで中断してください。AさんとBさんは役割を

交代し，もう一度④に取り組みます。3人一組では，BさんがCさんに伝えます。
⑥各自が「気づきノート」(p19)に，自分が受け手だったときの1回目の結果を記入します。そして，1人で3分間ほど振り返り，「メッセージを共有するための秘訣」を思いつく限り，「個人での気づき」に箇条書きしてください。
⑦3分が経過したところで，さきほどのペアに戻ります。複数のペアが同時に体験した場合には，3〜4人一組のグループをつくり，進行役を1人決めてください。そして，5分間ほどかけて，互いの気づきをグループ内で報告し合います。自分が気づかなかったことで他の人が気づいたことは，各自がメモを取り，箇条書きを増やしてください。

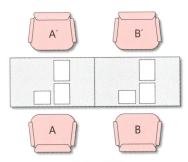

椅子の配置

⑧複数のグループが同時に体験した場合には，グループ内で報告された気づきを他のすべてのグループに対して，進行役が発表します。他のグループから報告された気づきの中で，自分たちのグループからは出なかったことがあれば，各自がメモを取り，箇条書きを増やしていきます。
⑨たくさんの気づきが得られたところで，メッセージを共有するうえで特に大切だと思うものを各自が選び，アンダーラインを引きます。そして，「次はこの方法で，もっと上手にメッセージを共有しよう」と自分に言い聞かせ，自己決定してください。
⑩自己決定したところで，AさんはBさんに，そしてBさんはAさんに，「次は〇〇したいと思います」と，自己決定したことを報告してください。
⑪別の人と新しいペアをつくり，もう一度③〜⑤に取り組みます。1回目よりも，理解できたメッセージの数が増えるように，チャレンジしてください。
⑫各自の「気づきノート」に2回目の結果を記入したうえで，このワークの感想を自由に記述してください。

［進行例］

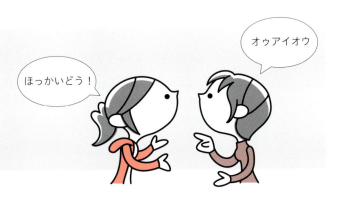

Aさん：オゥアイオウ
Bさん：ほっかいどう！
Aさん：当たりです。
　　　　アンアウイゥア
Bさん：？
⋮

ワークシート「ア行トーク」

都道府県名（ひらがな）＿＿＿＿＿＿＿＿＿＿＿＿＿＿＿＿＿＿

（ア　　行）＿＿＿＿＿＿＿＿＿＿＿＿＿＿＿＿＿＿

誕　生　日（ひらがな）＿＿＿＿＿＿＿＿＿＿＿＿＿＿＿＿＿＿

（ア　　行）＿＿＿＿＿＿＿＿＿＿＿＿＿＿＿＿＿＿

趣　　　味（ひらがな）＿＿＿＿＿＿＿＿＿＿＿＿＿＿＿＿＿＿

（ア　　行）＿＿＿＿＿＿＿＿＿＿＿＿＿＿＿＿＿＿

ワークシート「ア行トーク」（記入例）

都道府県名（ひらがな）　おきなわけん

（ア　　行）　オイアアエン

誕　生　日（ひらがな）　さんがつ　みっか

（ア　　行）　アンアウ　イウア

趣　　　味（ひらがな）　おんがくかんしょう

（ア　　行）　オンアウアンイォウ

気づきノート「メッセージを共有するための秘訣」

所属：	番号：	氏名：

演習名：ア行トーク	日付：　　　年　　　月　　　日

1回目の結果：　　0) 何もわからなかった　1) 都道府県だけ　2) 誕生日まで　3) 趣味までわかった

2回目の結果：　　0) 何もわからなかった　1) 都道府県だけ　2) 誕生日まで　3) 趣味までわかった

個人での気づき

ペアもしくはグループでの気づき

全体での気づき

感　想

（４）協働ワーク１「ア行トーク」のまとめ

　頭の中で考えていると，自分の世界にこもることになり，相手との間に壁ができてしまいます。相手との間に壁をつくってしまうと，メッセージを共有することは難しくなります。

　メッセージをうまく共有するために，受け手は一度聞いただけで頭の中で考え込まず，わかるまで何度も繰り返し聞くことが必要です。また，送り手も一度伝えるだけではダメで，伝わるまで何度も繰り返し伝える必要があります。つまり，受け手と送り手の双方に，メッセージを共有しようとする熱意が，いつも以上に必要となるのです。

　振り返りの過程で得られる気づきの具体例を，送り手と受け手とに分けて，ここで紹介しておきましょう。

〈送り手として気をつけること〉
・一度伝えて理解してもらえなくてもあきらめず，何度も繰り返し伝えてみる。
・音にイントネーション（抑揚）やアクセント（強弱）をつけて伝える。
・区切りをつけながら，丁寧に伝える。
・ゆっくりと大きな声で伝える。
・etc

〈受け手として気をつけること〉
・わからないときはあきらめず，何度も聞いてみる。
・相手の口元を見ながら，集中して聞く。
・自分も同じように声に出してみる。
・自分の頭の中だけで考え込まず，感覚的に理解する。
・理解しようとする熱意を高める。
・etc

協働ワーク 2 サイレント・トーク 口の動きだけでメッセージを共有する

目的：メッセージを共有する意欲を高める。

目標：1回目よりも2回目のほうが，メッセージの共有が容易となる。

（1）ねらい

　さきにも述べた通り，コミュニケーションとはメッセージをやり取りして共有することです。メッセージを共有しようとする**熱意**を高めるために，もう1つ，別のワークに取り組んでみましょう。

　ここで紹介するサイレント・トークは，口の動きだけでメッセージを伝えるワークです。メッセージの送り手は，声が出ない**失声**の人のコミュニケーションを疑似体験することになります。また，メッセージの受け手は，**聴覚障害**の人のコミュニケーションを疑似体験します。

　メッセージの受け手は，送り手の口の動きを分析して理解しようとしても，メッセージを読み取るのは難しいでしょう。メッセージを共有しようとする熱意をいつも以上に高めながら，感覚的に理解することが求められます。

（2）準備

[参加人数]

　2人一組のペアで実施します。2人以上であれば，何人でも同時に体験することができます。もしも参加者が奇数の場合には一組だけ3人となります。

[所要時間]

　振り返りの時間を挟んで二度行うとして，30〜45分ほどです。

[会場]

　机と椅子がある場所であれば，どこでも実施できます。ただし，グループでテーブルを囲み，気づきを分かち合う場合，階段教室のように机と椅子が動かせない会場では不都合となります。もしもテーブルがなく，椅子だけの会場であれば，クリップボードを利用して実施することもできます。

[必要物品]

　❶ワークシート「サイレント・トーク」(p24) を1人1枚ずつ，❷気づきノート (p25) を1人1枚ずつ，❸キッチンタイマー（複数のペアが一斉に体験する場合は会場に1つ，個別に体験する場合は各ペアに1つ），❹ワークシートと気づきノートに記入するために筆記用具が各自必要です。

　＊テーブルのない会場では，クリップボードも1人1枚ずつ用意します。

（3）すすめ方

①ワークシート「サイレント・トーク」(p24) に，昨日飲食したものをすべてリストアップして，ひらがなかカタカナで記入します。8つ以上挙げてください。

②2人一組となり，AさんとBさんを決めます。3人一組ではCさんまで決めてください。そして，お互いの口の動きがわかるように，向かい合って着席してください。

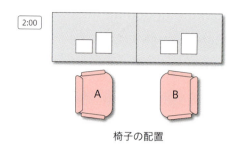

椅子の配置

③Aさんは，声を一切出さずに，口の動きだけで，ワークシートにリストアップしたものを1つずつ，Bさんに伝えます。Bさんは理解できたら，声に出して確認します。どうしても理解できないものは，パスしても構いません。Bさんが1つ理解したら，Aさんは次のものを伝えます。制限時間は2分間です。タイマーを押して開始します。

④2分が経過し，タイマーが鳴ったところで中断してください。AさんとBさんは役割を交代し，もう一度③に取り組みます。3人一組では，BさんがCさんに伝えます。

⑤各自が「気づきノート」(p25)に，自分が受け手だったときの1回目の結果を記入します。そして，1人で3分間ほど振り返り，「メッセージを共有するための秘訣」を思いつく限り，「個人での気づき」に箇条書きしてください。

⑥3分が経過したところで，さきほどのペアに戻ります。複数のペアが同時に体験した場合には，3〜4人一組のグループをつくり，進行役を1人決めてください。そして，5分間ほどかけて，互いの気づきをグループ内で報告し合います。自分が気づかなかったことで他の人が気づいたことは，各自がメモを取り，箇条書きを増やしてください。

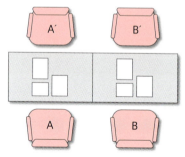

椅子の配置

⑦複数のグループが同時に体験した場合には，グループ内で報告された気づきを他のすべてのグループに対して，進行役が発表します。他のグループから報告された気づきの中で，自分たちのグループからは出なかったことがあれば，各自がメモを取り，箇条書きを増やしていきます。

⑧たくさんの気づきが得られたところで，メッセージを共有するうえで特に大切だと思うものを各自が選び，アンダーラインを引きます。そして，「次はこの方法で，もっと上手にメッセージを共有しよう」と自分に言い聞かせ，自己決定してください。

⑨自己決定したところで，AさんはBさんに，そしてBさんはAさんに，「次は〇〇したいと思います」と，自己決定したことを互いに報告してください。

⑩別の人と新しいペアをつくり，もう一度②〜④に取り組みます。1回目よりも，わかっ

た飲食物の数が増えるように，チャレンジしてください。
⑪各自が「気づきノート」に2回目の結果を記入したうえで，このワークの感想を自由に記述してください。

［進行例］

Aさん： oー　oー
Bさん：ぎゅうにゅう！
Aさん：当たりです。　〇　へ
　　⋮

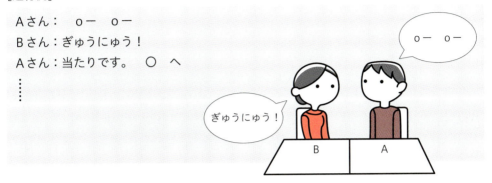

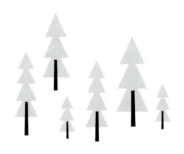

ワークシート「サイレント・トーク」（記入例）

朝　食	昼　食	夕　食	間　食
・パン	・パスタ	・ごはん	・こうちゃ
・コーヒー	・サラダ	・やきざかな	・クッキー
・ヨーグルト	・	・にもの	・
・	・	・みそしる	・
・	・	・	・

ワークシート「サイレント・トーク」

朝　食	昼　食	夕　食	間　食
・	・	・	・
・	・	・	・
・	・	・	・
・	・	・	・
・	・	・	・

気づきノート「メッセージを共有するための秘訣」

所属： 　　　　　番号： 　　　　　　　氏名：

演習名：サイレント・トーク 　　　　　　日付： 　　　年　　　月　　　日

1回目の結果：わかった飲食物の数　0…1…2…3…4…5…6…7…8以上

2回目の結果：わかった飲食物の数　0…1…2…3…4…5…6…7…8以上

個人での気づき

グループでの気づき

全体での気づき

感　想

（4）協働ワーク2「サイレント・トーク」のまとめ

　メッセージを共有しようとする熱意が高まってくると，送り手の口の動きをパクパクと真似しようとする反応が，受け手にたびたび現れます。それは，ワークの最中に口の動きを分析して，頭で理解しようとしても難しいことから，口の動きを真似しながら感覚的に理解しようとするためです。

　振り返りの過程で得られる気づきの具体例を，送り手と受け手とに分けて，ここで紹介しておきましょう。

〈送り手として気をつけること〉
・伝えたいという気持ちをもつ。
・伝わらないときは伝え方（スピードなど）を変えてみる。
・単語を一音ずつ区切って伝えてみる。
・あまりオーバーに口を動かさない。
・etc

〈受け手として気をつけること〉
・理解しようと集中する。
・顔をまっすぐに見る。
・頭の中で考え込まない。
・送り手と同じように口を動かしてみて，感覚的に理解する。
・口だけでなく，舌の動きも観察する。
・最後まであきらめない。
・etc

第1章　コミュニケーション

Section II　言語的コミュニケーション

1 言葉の可能性と限界

　言葉は，特定の音の組み合わせによって，特定のメッセージを表現します。言葉を使ってメッセージをやり取りして共有することを，言語的コミュニケーションといいます。最近の研究では，人間以外の他の哺乳類も，特定の鳴き方によって特定のメッセージを伝えていることがわかってきました。しかし，人間ほど多様な言葉をもち，使い分けている動物は他におらず，言葉を使い分けることで複雑な思考も可能になっています。

　人々の間で通用する言葉がたくさんあるほど，コミュニケーションは飛躍的に効率性を増します。短時間で多くのメッセージを，より正確に共有することができるのです。ただし，自分の伝えたいメッセージを正確に言い表す言葉に，いつも出会えるとは限りません。「言葉が見つからない」とか「言葉にならない」という人もいます。言いたいことを一言ではうまく表現することができず，いくつもの言葉を重ねながら，少しずつ言いたいことに近づいていくことも，少なくないのです。

　このように，言葉には自ずと限界があります。そこで，言葉を使って説明する際には，言いたいことがうまく伝わるように，さまざまに工夫しなければなりません。そうすることで言葉の限界を超える努力が必要となるのです。

　言葉だけではなく，言葉を発する際の語調や，表情，目線・視線，動作・姿勢などでもメッセージを同時に伝えるトータル・コミュニケーションは，言葉の限界を超える工夫の1つでしょう。また，言葉を発するだけではなく，文字でも表現できれば，書き残すことによってメッセージを繰り返し確認することができます。

2 他者に敬意を表す敬語

　敬語とは，身内以外の他者に対して敬意を表す言葉使いです。看護師が患者さんに対して敬語を使うのは，患者さんへの敬意をメッセージとして伝えるためです。そうすることで患者中心の医療にもつながると考えられます。

　もちろん，「よそよそしいので，やめてほしい」という患者さんにまで，「職場の規則ですから」と言って，敬語を使い続けるわけにはいきません。しかしながら，看護師に敬意を払い，敬語で話しかけてきた患者さんに，看護師が普通語で対応するのは失礼に当たります。このように，敬語の使用については，患者さんの反応を見ながら個別に応じる必要があり，効果を念頭において敬語と普通語を使い分けることが大切になります。そうなると，結局，いざ必要となったときに使いこなせるように，敬語をきちんと習得しておくことが望まれます。

　敬語には大きく分けて，尊敬語，謙譲語，丁寧語の3つがあります。尊敬語では相手を高めて表現し，敬意を伝えることになり，例えば相手に関することに「お」や「ご」をつけて「お名前」「ご住所」などと表現したり，相手の行動を「おっしゃる」「なさる」「いらっしゃ

る」などと表現したりします。謙譲語では自分をへりくだって表現し，相手に敬意を伝えることになり，例えば自分にかかわることに「当」をつけて「当院」「当方」などと表現したり，自分の行動を「もうす（申す）」「いたす（致す）」「まいる（参る）」などと表現したりします。丁寧語は丁寧な言葉遣いをすることで相手への尊敬を表し，例えば「～です」「～ます」などと表現します。その他に**美化語**があり，尊敬語とは別に，接頭語として「お」や「ご」を用い，「お茶」「ご飯」など上品に表現をすることで敬意を表します。

　チーム医療に携わる看護師にとって，患者さんは身内以外の他者ですが，医師は患者さんとの関係で看護師の身内となります。したがって，医師に関することを患者さんに伝える際には，医師のことを尊敬語ではなくて，謙譲語で表現すべきです。例えば，医師から「患者さんは検査予定」と指示を受けたとします。これを患者さんに伝える場合には，「検査予定と医師がもうしております（申しております）」となります。しかしながら，間違った使用例もたびたびみられ，「検査予定と先生がおっしゃっています」と表現する看護師もいます。「先生」や「おっしゃる」では，患者さんにではなく医師に敬意を払うことになります。

　医療の現場では，患者，医療職，提携業者など，さまざまな人が行き交います。医療職と患者さん，組織の内部と外部という2つの観点から，身内と他者を区別し，ふさわしい敬語表現を選択するようにしましょう。

👤 単独ワーク ① どのように言えば，敬語になるでしょう

次の言葉に対応する「敬語表現」を考えて，□の中に記述してください。

1. どこに用ですか

2. 何の用ですか

3. だれですか

4. えっ，何ですか？（相手の言葉が聞こえなかったとき）

5. わかりました

6. ちょっと待ってください

7. いま，見てきます

8. いま，すぐ来ます

9. いま，席にいません

10. こちらで何か聞いていますか

11. 用件を聞いておきます

12. 言っておきます

13. こっちから行きます

14. すみませんが

15. ありません

16. わかりません

17. どうも，すみません

18. どうしますか

19. いいですか

20. 聞いてみてください

21. 電話してもらえませんか

22. もう一度，来てもらえませんか

23. 何とかしてください

（▶解答例はp32）

単独ワーク ② この言葉で，どれくらいの利用者が喜ぶでしょう

　　特別養護老人ホームで暮らす利用者に，次のような言葉をかけたとして，どれくらいの
利用者が喜ぶと思いますか。それぞれの言葉について，a，b，c，dのどれかに○を付け
てください。
　　aは「ほとんどの利用者が喜ぶ」(75％以上)，bは「半数を超える利用者が喜ぶ」(50 ～
74％)，cは「喜ぶ利用者は半数を割る」(25 ～ 49％)，dは「喜ぶ利用者はわずかである」
(24％以下) です。

起床時の声かけ

1. ○○さん，よく眠れましたか？　　　　　　　　　　　　a．b．c．d

2. 時間ですよ！　　　　　　　　　　　　　　　　　　　　a．b．c．d

3. 早くから起きているわね！
　　もっと寝ていればいいのに！　　　　　　　　　　　　a．b．c．d

着替え介助時の声かけ

4. 早く脱いでちょうだい！　　　　　　　　　　　　　　　a．b．c．d

5. 自分でできるところまではがんばってね。　　　　　　　a．b．c．d

6. とても素敵ですよ。　　　　　　　　　　　　　　　　　a．b．c．d

食事介助時の声かけ

7. ゆっくり召し上がってください。　　　　　　　　　　　a．b．c．d

8. 早く食べてよ！　　　　　　　　　　　　　　　　　　　a．b．c．d

9. 全部食べないと栄養が摂れないですよ。　　　　　　　　a．b．c．d

排泄介助時の声かけ

10. たくさん出ましたよ。よかったわね。　　　　　　　　a．b．c．d

11. くさいわね！　におうわ！　　　　　　　　　　　　　a．b．c．d

12. おなかの具合はどうですか？　　　　　　　　　　　　a．b．c．d

入浴介助時の声かけ

13. もう少し待っててね。すぐにあなたの番だから。　　a．b．c．d

14. あぁ重いわね！　どっこいしょ！　　a．b．c．d

15. 湯加減はいかがですか？　熱いですか？
　　ぬるいですか？　　a．b．c．d

廊下などでの接触時

16. 何かご用はないですか？　　a．b．c．d

17. がんばってくださいね。　　a．b．c．d

18. のんきで，いいわね！　　a．b．c．d

体位変換時の声かけ

19. 枕（布団など）は，これでいいですか？　　a．b．c．d

20. （無言で）　　a．b．c．d

21. 今度は，こっち向くのよ！　　a．b．c．d

消灯時の声かけ

22. 楽しい夢を見てください。　　a．b．c．d

23. 用事があったらナースコール鳴らしてね。　　a．b．c．d

24. 勝手に動き回らず，おとなしくしててよ！　　a．b．c．d

（▶正解はp32）

敬語表現（単独ワーク１の解答例）

1. どちらにご用でございますか
2. どのようなご用件でしょうか
3. 恐れ入りますが，どなた様でしょうか
4. 申し訳ございませんが，もう一度お願いできますでしょうか
5. かしこまりました（承知いたしました）
6. 少々お待ちいただけますでしょうか
7. ただいま，見てまいります
8. ただいま，すぐにまいります
9. ただいま，席を外しております
10. 私どもで何か承っておりますでしょうか
11. ご用件を承ります
12. 申し伝えます
13. こちらから，おうかがいいたします
（こちらから，まいります）
14. 恐れ入りますが
（申し訳ございませんが）
15. ございません
16. わかりかねます（ぞんじません）
17. 誠に申し訳ございません
18. いかがいたしましょうか
19. よろしいでしょうか
20. お聞きいただけますでしょうか
21. お電話をおかけいただけますでしょうか
22. もう一度お越しいただけますでしょうか
23. ご配慮いただけますでしょうか

単独ワーク２の正解

起床時
1 = a (96.6%), 2 = b (63.3%),
3 = c (44.3%)

着替え介助時
4 = d (17.7%), 5 = b (73.3%),
6 = a (86.6%)

食事介助時
7 = a (95.4%), 8 = d (13.2%),
9 = b (68.8%)

排泄介助
10 = b (69.9%), 11 = d (7.7%),
12 = a (77.7%)

入浴介助時
13 = b (74.3%), 14 = d (16.6%),
15 = a (94.3%)

廊下などでの接触時
16 = a (89.8%), 17 = a (97.7%),
18 = c (27.7%)

体位変換時
19 = a (75.4%), 20 = d (8.8%),
21 = d (19.9%)

消灯時
22 = a (96.6%), 23 = a (91.0%),
24 = d (16.5%)

（諏訪，1992）

3 ▶ 患者中心・利用者中心の言葉かけ

　どれだけ敬語を使いこなしても，相手に満足してもらえるとは限りません。殷勤無礼（いんぎんぶれい）という言葉があるように，言葉遣いは丁寧でも，相手を不快にさせることがあるのです。それでは，どのような言葉が嫌われるのでしょうか。特別養護老人ホームに暮らす利用者を対象にした調査から，整理してみましょう（表1）。

　まず，スタッフ中心の言葉があげられます。「早く食べてよ」「早く脱いでちょうだい」など，利用者の利益よりもスタッフの都合を優先している言葉です。そうすると「今度はこっち向くのよ」「おとなしくしててよ」など，指示的・命令的な言葉が多くなりますが，これらの言葉も利用者を不快にさせます。さらに，「くさいわね。においうわ」など，利用者を否定する言葉も嫌われます。

　逆に，喜ばれる言葉は，「ゆっくり召し上がってください」「何かご用はないですか」など，利用者の利益を優先する利用者中心の言葉です。利用者中心になると，「枕はこれでいいですか」「よく眠れましたか」など，ちょっとした気遣いや心くばりの言葉も出てくるようになりますが，これらの言葉も喜ばれます。さらに，「とても素敵ですよ」などと，利用者を肯定する言葉も喜ばれます。

　患者中心，利用者中心とは，看護師に一方的な自己犠牲を求めるものではありません。患者・利用者の利益を実現することを通して，看護師の利益も実現されることになると考えたほうがよいでしょう。人手が足らない看護の場では，限られた時間内に多くの支援を行うことになります。そのために，支援をこなすことに手一杯となってしまい，看護師中心の声かけとならないよう，注意することが大切でしょう。

表1　嫌われる言葉と喜ばれる言葉

嫌われる言葉	喜ばれる言葉
スタッフ中心の言葉	**利用者中心の言葉**
「早く食べてよ」(13.2)	「ゆっくり召し上がってください」(95.4)
「早く脱いでちょうだい」(17.7)	「何かご用はないですか」(89.8)
指示的・命令的な言葉	**心くばり・気づかいの言葉**
「今度はこっち向くのよ」(19.9)	「枕はこれでいいですか」(75.4)
「おとなしくしててよ」(16.5)	「よく眠れましたか」(96.6)
否定的な言葉	**誉め言葉**
「くさいわね。においうわ」(7.7)	「とても素敵ですよ」(86.6)

＊カッコ内の数字は88名中，「嬉しい」と答えた利用者の割合（％）
（諏訪，1992）

4 ▶ 信頼関係を築くための雑談

　時間や気持ちに余裕がないとき，あいさつもそこそこに，いきなり本題に入ることがあります。しかし，患者さんとの会話に限らず，誰と話すときにも，いきなり本題に入ることはありません。まずはあいさつをして会話のきっかけをつくり，好意的にかかわろうとしていることを雑談によって伝えます。このようにして，**信頼関係**を築いたうえで，「ところで」と話題を切り替え，本題に入るのです。

雑談はムダ話であり，不要と考えることもできます。しかし，会話でも手紙でも本題だけを取り上げるのではなく，古くから最初は時候のあいさつをして，さらに本題の前後に相手に対する気づかいを示したり，自分の近況を伝えたりすることが慣習となっています。もしも，本題だけを伝えると，冷たい印象を与えてしまうかもしれません。また，本題が深刻な話題の場合，それだけを伝えてしまうと，息が詰まるような気持ちになるかもしれません。これらのことを防ぐために，本題の前にまずは雑談をして，友好的で暖かい雰囲気をつくろうとするのです。

①挨拶：「おはようございます」「こんにちは」（会話のきっかけづくり）
②雑談：「寒くなりましたね」「よく眠れましたか」（信頼関係づくり）
③本題：「ところで，検査の結果ですが……」「手術の日程についてですが……」
④雑談：「ご退院が待ち遠しいですね」「夜は暖かくしてお休みくださいね」
⑤挨拶：「では，お邪魔しました」「おだいじに」

　学生が行ったアンケート調査の結果からも，雑談の効果を読み取ることができます。調査対象は学生でしたが，「あなたが入院したとして」という前提のもとで，どの看護師に最も好感をもてるか尋ねたところ，「病気・治療の話の合間に雑談をする看護師」が54.0％と最も多く，それに対して「病気・治療の話しかしない看護師」は0％でした(図1)。

　確かに，本題を脇において雑談ばかりしていれば，それはムダ話となるでしょう。しかし，本題の合間にときどき，ほんの少しでも天気や季節のこと，あるいは個人的なことを話題にする雑談は，その効果を期待して意図的に行えば，ムダ話にはならないのです。特に，入院すると生活が単調になりがちで，会話も治療に関する話題が多くなり，それだけでは滅入ってしまう患者さんもいます。その日の天気や外の様子を伝える雑談は，看護師が想像する以上に，患者さんの心をほぐす効果をもちます。

図1　どの看護師に好感がもてるか（N＝172）

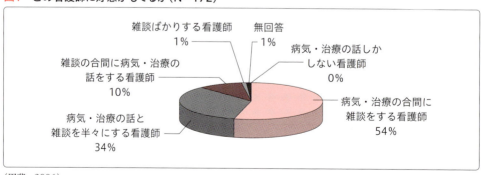

（甲斐，2006）

協働ワーク 3 伝達トレーニング　言葉でメッセージを共有する

目的：言葉を使ってメッセージを正確に共有できるようになる。
目標：1回目よりも2回目のほうが，メッセージが正確に伝わる。

（1）ねらい

　協働ワークのア行トーク（p15）では母音だけでメッセージを伝え，サイレント・トーク（p21）では口の動きだけでメッセージを伝えました。今度は，しっかりと声を出して，言葉でメッセージを伝えてみましょう。

　ここで紹介する伝達トレーニングは，送り手が言葉だけで図形を説明し，受け手がその図を想像して描くワークです。コミュニケーションでは，まず何よりも，メッセージを共有しようとする熱意が大切でした。ただし，熱意だけでは十分とはいえず，うまく伝えるためのさまざまな**技術**も必要になってきます。メッセージを正確に共有するための技術を，ここで学習しましょう。

（2）準備

[参加人数]

　2人一組のペアで実施します。2人以上であれば，何人でも同時に体験することができます。もしも参加者が奇数の場合には，一組だけ3人となります。

[所要時間]

　振り返りの時間を挟んで二度行うとして，45〜60分ほどです。

[会場]

　机と椅子がある場所であれば，どこでも実施できます。ただし，階段教室のように机と椅子が動かせない会場では，実施が困難です。もしもテーブルがなく，椅子だけの会場であれば，クリップボードを利用して実施することもできます。

[必要物品]

　❶原図1・原図2・原図3・原図4（p38，40）を1ペアに1枚ずつ，❷聞き取り図1・聞き取り図2・聞き取り図3・聞き取り図4（p41，43）を1ペアに1枚ずつ，❸気づきノート（p39）を1人1枚ずつ，❹キッチンタイマー（複数のペアが一斉に体験する場合は会場に1つ。個別に体験する場合は各ペアに1つ），❺聞き取り図と気づきノートに記入するために筆記用具が各自必要です。

　＊テーブルのない会場では，クリップボードも1人1枚ずつ用意します。

（3）すすめ方

①2人一組で着席し，AさんとBさんを決めます。3人一組ではCさんまで決めてください。そして，互いの手元が見えないように，Aさんは後ろを向き，Bさんは前を向いてください。

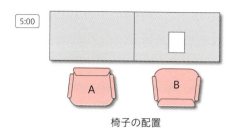

椅子の配置

② Aさんは**原図1**(p38)を口頭(言葉だけ)で説明します。その説明を聞きながら、Bさんは**原図1**を想像して、**聞き取り図1**(p41)の枠の中に描いていきます。Aさんは Bさんの描いている聞き取り図を、のぞき込まないようにしてください。制限時間は5分間です。タイマーを押して開始します。

③ 5分が経過し、タイマーが鳴ったところで、中断してください。Aさんは**原図1**を Bさんに見せて、Bさんは描いた**聞き取り図1**を Aさんに見せてください。Aさんは Bさんの**聞き取り図1**が**原図1**とどれくらい似ているかを評価し、その結果を「気づきノート」(p39)の1回目に記入します。

④ AさんとBさんは役割交代をし、今度は**原図2**(p40)と**聞き取り図2**(p43)を使って②～③に取り組みます。3人一組では、BさんがCさんに伝えます。

⑤ 1人で3分間ほど振り返り、「メッセージを正確に共有するための秘訣」を、思いつく限り、「気づきノート」(p39)の「個人での気づき」に箇条書きしてください。

⑥ 3分が経過したところで、さきほどのペアに戻ります。複数のペアが同時に体験した場合には、3～4人一組のグループをつくり、進行役を1人決めてください。そして、5分間ほどかけて、互いの気づきをグループ内で報告し合います。自分が気づかなかったことで他の人が気づいたことは、各自がメモを取り、箇条書きを増やしてください。

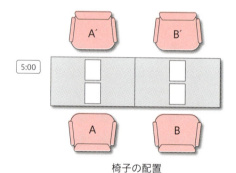

椅子の配置

⑦ 複数のグループが同時に体験した場合には、グループ内で報告された気づきを他のすべてのグループに対して、進行役が発表します。他のグループから報告された気づきの中で、自分たちのグループからは出なかったことは、各自がメモを取り、箇条書きを増やしていきます。

⑧ たくさんの気づきが得られたところで、メッセージを正確に共有するうえで、特に大切だと思うものを各自が選び、アンダーラインを引きます。そして、「次はこの方法で、もっと正確にメッセージを共有しよう」と自分に言い聞かせ、自己決定してください。

⑨ 自己決定したところで、AさんはBさんに、そしてBさんはAさんに、「次は○○した

いと思います」と，自己決定したことを互いに報告してください。

⑩ **原図3**(p38)，**原図4**(p40)と**聞き取り図3**(p41)，**聞き取り図4**(p43)を使って，もう一度①〜④のトレーニングに取り組みます。3人一組のところは，まずCさんが説明してBさんが描き，次のBさんが説明してAさんが描きます。1回目よりも正確に図形が共有できるように，チャレンジしてください。

⑪ 2回目の①〜④が終わり，「気づきノート」に自己評価を記入したうえで，このワークの感想を自由に記述してください。

［進行例］

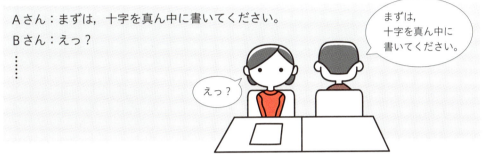

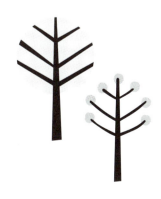

原図1

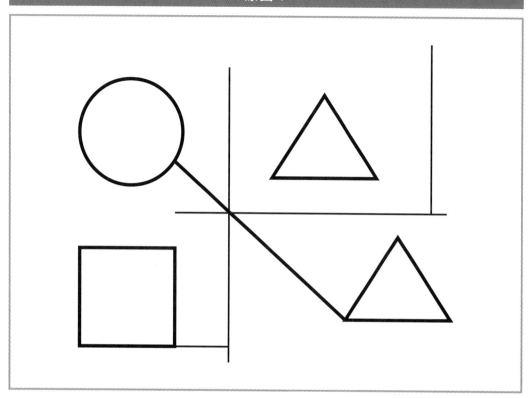

原図3

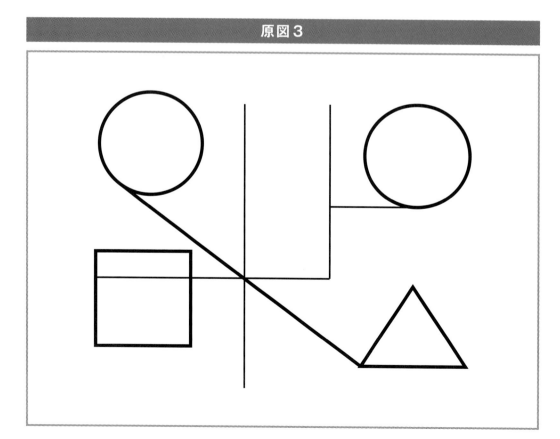

気づきノート「メッセージを正確に共有するための秘訣」

所属：	番号：	氏名：

演習名：伝達トレーニング	日付：　　年　　月　　日

1回目の結果：まったく似ていない　1…2…3…4…5…6…7…8…9…10　完全に似ている

2回目の結果：まったく似ていない　1…2…3…4…5…6…7…8…9…10　完全に似ている

個人での気づき

グループでの気づき

全体での気づき

感　想

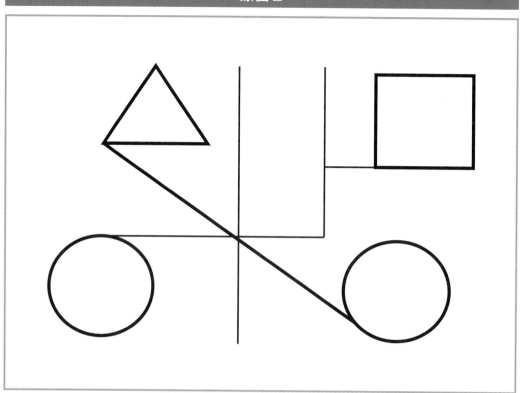

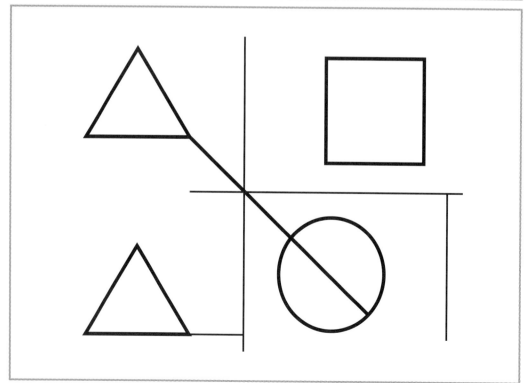

聞き取り図 1

聞き取り図 3

（4）協働ワーク3「伝達トレーニング」のまとめ

　患者さんやスタッフから，「あなたの言いたいことがわからない」と言われると，がっかりします。しかし，患者さんやスタッフとうまくメッセージが共有できなければ，実際に看護はうまくいきません。そこで，うまく伝えられるように，努力するしかないのです。

　振り返りの過程で得られる気づきの具体例を，送り手と受け手とに分けて，ここで紹介しておきましょう。

〈送り手として気をつけること〉
・まず全体の説明をしてから，細かい説明を始める。
・すべてを一挙に伝えるのではなく，少しずつ丁寧に伝える。
・曖昧な表現は避けて，具体的な表現をする。
・まわりくどい説明は避けて，できるだけ簡潔に説明する。
・相手が知らない言葉の使用は避ける。
・あせらず，落ち着いて伝える。
・相手のペースに合わせて説明する。
・身近な例を使って説明する。
・大きな声で堂々と伝える。
・質問に答えながら説明する。
・etc

〈受け手として気をつけること〉
・集中して聞く。
・相手の言葉を復唱しながら描く。
・わからないときは流さず，もう一度説明してもらう。
・疑問に思うことが出てきたら，質問する。
・etc

聞き取り図2

聞き取り図4

Section III 非言語的コミュニケーション

1 表情は語る

　表情，目線・視線，動作・姿勢，距離なども，さまざまなメッセージを表します。これらは言葉を使わないことから非言語と呼ばれており，非言語でメッセージをやり取りすることを**非言語的コミュニケーション**といいます。ここでは，まず，表情について考えてみましょう。

　感情などの内面が外部に表れたものが**表情**ですが，対面によるコミュニケーションでは，特に顔の表情が問題となります。いつも不機嫌そうに，顔をしかめている人は，否定的なメッセージを伝えてしまい，相手から嫌われるでしょう。かといって，能面のように無表情のままでも人間味が伝わらず，相手に不気味がられるかもしれません。

　人にサービスを提供する職業において，表情の基調と考えられているのが笑顔です。看護師も，症状が改善したり，病気やケガが治ったりした患者さんに対して，笑顔で接すると喜ばれるでしょう。ただし，笑顔を慎まなければならない場面も，看護の現場では少なくありません。例えば，病気や事故で大切なものをなくしてしまい，ひどく塞ぎ込んでいる患者さんにまで，ニコニコと笑顔で接すると，冷淡に受け取られるかもしれません。また，例えば，看護師や他の医療職のことを怒っている患者さんに対しては，笑顔で応じると怒りを増幅させる結果になりかねないのです。表情もマニュアル通りではなく，患者さんの状態に応じて変えていくことが望まれるのです。

　ところで，表情研究でよく知られているシュロスバーグ(Schlosberg H, 1954)は，表情の遠近関係に注目して，さまざまな感情を1つの円上に並べました(図1)。それによると，愛情や楽しさや幸福を表す笑顔は，嫌悪，苦しみ，恐れ，怒り，決意などの表情とは遠いのですが，軽蔑や驚きの表情とは近くて，混同されやすいということです。

　確かに，笑顔が何となく不自然で，誤解されやすい人がいます。本人にそのつもりがなくても，笑顔の背後に軽蔑のメッセージが見え隠れして，相手を不快にさせてしまうことがあるのです。自分の笑顔が軽蔑の表情と重なっていないか，鏡の前でチェックしてみるのも，無駄にはならないでしょう。また，相手の笑顔を軽蔑の表情と誤解してしまわないよう，十分に注意しなければなりません。

　なお，患者さんの表情を観察して，その内面を把握することができれば，

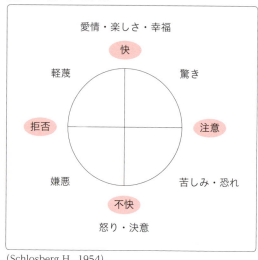

図1　表情の位置関係

(Schlosberg H, 1954)

看護の実践に役立ちます。例えば，患者さんが集中しているときは瞳孔が開き，目全体が丸くなります。逆に関心が薄れると瞳孔が戻り，目の形も細くなります。また，眼輪筋は快の感情を抱くと弛緩して目尻が下がり，緊張すると目尻を引き上げて，つり目になります。このように，患者さんが言葉で表現しなくても，その表情から注意や拒否，快や不快の感情を察知することができれば，必要な援助の提供につなげることができるのです。

単独ワーク ③ この人が抱いている感情は？

次の6つの表情を比較して，それぞれが表す感情を，当ててください（各表情に該当する感情を線で結ぶ）。

表情1・　　　　　・愛，楽しさ，幸福

表情2・　　　　　・驚き

表情3・　　　　　・苦しみ，恐れ

表情4・　　　　　・怒り，決意

表情5・　　　　　・嫌悪

表情6・　　　　　・軽蔑

表情1　　　　表情2　　　　表情3

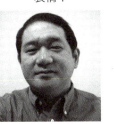 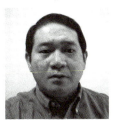 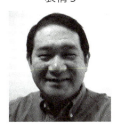

表情4　　　　表情5　　　　表情6

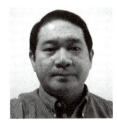 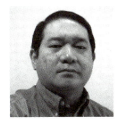 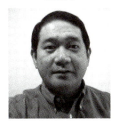

（▶正解はp46）

単独ワーク3の正解

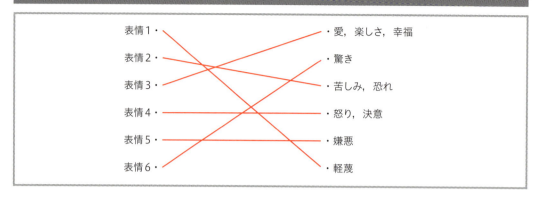

2 目線と視線は語る

　目線とは目の高さのことですが，特に日本の文化では，目線に対して敏感だといえます。日本語には「目上」「目下」という表現があるように，目線が相手との上下関係を表すからです。したがって，車いすやベッド上の患者さんと接する際に，突っ立ったままでいると上から目線となり，失礼になります。患者さんよりも低い目線になる必要はありませんが，屈んだり膝を曲げたりして，せめて同じ高さの目線になるよう，努力したいところです。

　他方の視線は，目の方向のことを表します。対人場面では視線を「合わす」と「逸らす」という2通りがあり，「合わす」のは積極性の表れであり，「逸らす」のは消極性の表れであると，単純に考えられがちです。しかしながら，日本の文化では，視線に関しても敏感です。文化人類学者の井上忠司によると，ラテン系やアラブ系の人たちは視線を合わせて会話するのに対して，日本は視線を逸らす文化の典型だということです（井上，1982）。

　心地よい視線のあり方は文化によっても異なり，さらに個人差もあります。ですから，患者さんと接する際に，無理に見つめ続ける必要はありません。ただし，一度も視線を合わせないのも，患者さんに対して失礼となります。そこで，視線を合わせたり逸らしたり，会話の要所でアイコンタクトを取るとよいでしょう。そうすると失礼にもならず，お互いにリラックスして会話を続けることができるのです。

　患者さんと会話する際の座り方にも，ひと工夫したいものです。正面から向き合う対面法では，視線を逸らす際に不自然になり，横並びの180度法では視線を合わせることが難しくなります。斜めに向かい合う90度法（直角法）で座ると，視線を合わせたり逸らしたりすることが容易となり，最も自然なコミュニケーションとなります（図2）。

図2　対面法，180度法，90度法

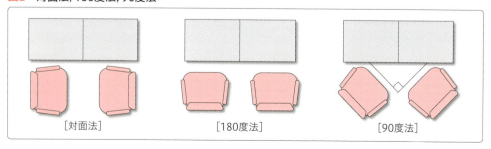

3　動作と姿勢は語る

　表情や目線・視線の他にも，身体はさまざまなメッセージを伝えます。ここでは，身体反応を動作と姿勢とに分けて，説明します。**動作**とは動きのある身体反応であり，それに対して**姿勢**は，動きのない静的な身体反応です。

　医療者の動作でよく知られているのが，患者さんに対する**スキンシップ**です。患者さんが何かにおびえていたり，不安を感じていたりするとき，患者さんの手や肩などに看護師が手を軽く添えると，患者さんの緊張を緩和し，安心させることにつながるでしょう。ただし，欧米ではあいさつをする際，キスの真似をしたり，握手をしたりしますが，日本では身体接触がごく親しい間柄だけに限られます。そのために，スキンシップも患者さんの反応に注意しながら行う必要があり，もしも拒否的な反応が見られたら続けるわけにいきません。

　その他に注意したい動作として，欲求不満時に現れる**フラストレーション反応**があります。例えば，大人が子どものように振る舞う退行反応，貧乏揺すりなどの無意味な反応を繰り返す固着反応，自他に対して乱暴に振る舞う攻撃反応などは，いずれもフラストレーション反応として説明されます。患者さんの前でのフラストレーション反応を，看護師は差し控えたいものです。また，もしも患者さんにフラストレーション反応が見られたならば，その背景を探り，問題を解決する努力が必要となります。

　他方の姿勢についても，注意したいことがいくつかあります。患者さんの前で避けたい姿勢の1つに，**防衛姿勢**があります。患者さんの前で腕組みをするのが，防衛姿勢の一例です(図3)。1人で考えごとをするときにも，私たちは腕を組みます。しかし，人前での腕組みは，ちょうどクルマのバンパーと同じで，何かに恐れや不安を感じて，自分を守ろうとしているときに，たびたび現れる反応なのです。

　また，ポケットに手を入れたままで，患者さんと接するのも，防衛姿勢の一例として説明されます。私たちは人前で宣誓するときに，自分の手のひらを相手に見せますが，それは手のひらから心の中が伝わると考えるからです。そうすると，恥ずかしいとか後ろめたいとか，何かの理由で心の中を見られたくないときに，手のひらを隠そうとする防衛姿勢が無意識のうちに現れてしまうのです。

　看護師が防衛姿勢でのぞむと，患者さんとの間に心の壁ができてしまいます。まずは看護師の側から防衛を解き，心を開いてのぞまなければ，患者さんが心を開くことはできません。患者さんと会話する際，お勧めしたいのが**傾聴姿勢**です。背筋を伸ばして座り，自

図3　傾聴姿勢(a)と防衛姿勢(b, c)

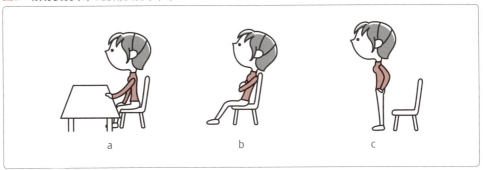

分の手を膝やテーブルの端に添えてのぞむのです。そうすることで，「あなたの話を誠実に聴きますよ」というメッセージを，姿勢から伝えるのです。

4 距離は語る

　文化人類学者のホール（Hall ET，1966）は，対面した二者間の物理的距離を心理的距離と結びつけることで，**対人距離**(interpersonal　distance)を大きく4つに分類しています。その1つは，50cm以内の「親密距離(intimate　distance)」であり，ごく親しい仲で許される距離ですが，親しくない人の侵入は警戒されます。2つ目は，50〜120cmの「個人的距離(personal　distance)」であり，互いの身体に触れることもできる個人的な距離です。3つ目は，120〜360cmの「社会的距離(social　distance)」であり，事務的距離ともいわれるように仕事上の関係でしかない間柄の距離です。そして最後は，360cm以上の「公衆距離(public　distance)」であり，もはや互いに関与しない2人の距離です。

　そうすると，相手が自分からどれほどの物理的距離を取っているかにより，自分に対する相手の心理的距離がわかります。つまり，50cm以内ならば親密に思われており，50〜120cmならば個人的な関係だと思われており，120〜360cmならば仕事などの役割上の関係にすぎず，360cm以上ならば公私ともにかかわりたくないと思われているかもしれません。

　ところで，看護師は患者さんと仕事でかかわるのであり，そのために本来は社会的距離までの接近しか許されないはずです。しかし，業務の性質上，患者さんと出会ったばかりでも，親密距離になることが多々あります。採血や与薬の場合は，親密距離に入る時間が短く，触れる身体部位も限られているので，患者さんも早く終わらせようと協力的になるでしょう。それに対して，清拭や排泄介助では親密距離で接する時間が長く，デリケートな身体部位にも触れるために，患者さんの羞恥心や警戒心は高まり，非協力的になることもあります。

　もちろん，患者さんが非協力的だからといって，看護を諦めるわけにはいきません。自分が親しい人と同じように受け入れられ，親密距離に入ることを許してもらえるよう，看護師は患者さんと出会って早々に，信頼関係を築くことが求められるのです。

協働ワーク 4 ジェスチャー・コミュニケーション 非言語でメッセージを共有する

目的：非言語でメッセージをうまく共有できるようになる。
目標：1回目よりも2回目のほうが，メッセージの共有が容易となる。

（1）ねらい

患者さんが示す準言語や非言語は，言葉には表現されないメッセージを把握する手がかりになります。特に，意思表示の難しい患者さんとのコミュニケーションでは，非言語が伝えるメッセージを理解することが重要であり，日頃から患者さんが示す非言語をよく観察し，感受性を養うことが求められるのです。

ここで紹介するジェスチャー・コミュニケーションは，身体の動き（ジェスチャー）だけでメッセージを表現して伝え，メッセージを共有するための条件を学習するワークです。

（2）準備

[参加人数]
4人一組のグループで実施しますが，2〜3人でも実施可能です。複数のグループが同時に体験することもできます。

[所要時間]
振り返りの時間を挟んで二度行うとして，30〜45分ほどです。

[会場]
机と椅子がある場所であれば，どこでも実施できます。ただし，グループでテーブルを囲んで実施する場合，階段教室のように机と椅子が動かせない会場では不都合となります。

[必要物品]
❶各組に8枚のメッセージカード1セット（p51，52），❷気づきノート（p53）を1人1枚ずつ，❸キッチンタイマー（複数のペアが一斉に体験する場合は会場に1つ。個別に体験する場合は各ペアに1つ），❹気づきノートに記入するために筆記用具が各自必要です。

（3）すすめ方

①4人一組となり，Aさん，Bさん，Cさん，Dさんを決めます。机を囲んで着席し，メッセージカード（p51）の1〜4を，番号が書かれた面（表）を上にして机の上に置きます。タイマーを8分にセットして開始します。

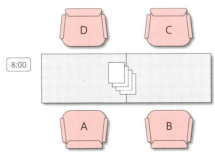

椅子の配置

②Aさんはメッセージカード1の裏に書かれている文章を，ジェスチャーだけでグループのメンバーに伝えます。手話は用いないでください。

③Aさんのメッセージが一字一句，グループに正しく伝わったら，次にBさんがメッセージカード2の裏に書かれている文章を，ジェスチャーだけでグループに伝えます。

④Bさんのメッセージが一字一句，グループに正しく伝わったら，次にCさんがメッセージカード3の裏に書かれている文章を，ジェスチャーだけでグループに伝えます。

⑤Cさんのメッセージが一字一句，グループに正しく伝わったら，次にDさんがメッセージカード4の裏に書かれている文章を，ジェスチャーだけでグループに伝えます。

⑥8分が経過し，タイマーが鳴ったら，途中でも中断します。そして，各自が「気づきノート」(p53)を使い，振り返ります。1回目にグループのメンバーが理解したメッセージの数を，数字に○をつけて記録してください。そして，3分間ほどかけて，「ジェスチャーでメッセージを共有するための秘訣」を思いつく限り，「個人での気づき」に箇条書きしてください。

⑦3分が経過したところで，さきほどの4人一組のグループになり，進行役を1人決めてください。そして，5分間ほどかけて，互いの気づきをグループ内で報告し合います。自分が気づかなかったことで他の人が気づいたことは，各自がメモを取り，箇条書きを増やしてください。

⑧複数のグループが同時に体験した場合には，グループ内で報告された気づきを他のすべてのグループに対して，進行役が発表します。他のグループから報告された気づきの中で，自分たちのグループからは出なかったことは，各自がメモを取り，箇条書きを増やしていきます。

⑨たくさんの気づきが得られたところで，ジェスチャーでメッセージを伝えるうえで，特に大切だと思うものを各自が選び，アンダーラインを引きます。そして，「次はこの方法で，メッセージを伝えよう」と自分に言い聞かせ，自己決定してください。

⑩自己決定したところで，Aさんから順にグループメンバーに対して，「次は○○したいと思います」と，自己決定したことを互いに報告してください。

⑪メッセージカード(p51)の5〜8を使い，もう一度②〜⑤をチャレンジします。番号が書かれた面(表)を上にして机の上に置き，タイマーを8分にセットして開始してください。1回目よりもメッセージが多く伝わるように，努力してください。

⑫8分が経過し，タイマーが鳴ったところで中断します。そして，各自が「気づきノート」に2回目の結果を記入したうえで，このワークの感想を自由に記述してください。

＊なお，2人一組で行う場合には，AさんとBさんを決めて，交互にメッセージを伝えます。また，3人一組で行う場合には，A→B→C→A，B→C→A→Bの順でメッセージを伝えます。

メッセージカード

メッセージカード
1

メッセージカード
2

メッセージカード
3

メッセージカード
4

メッセージカード
5

メッセージカード
6

メッセージカード
7

メッセージカード
8

メッセージカード

食事をするとお腹が痛くなる。

入浴中にお湯が出なくなり，困っている。

夜になると咳が出て眠れなくなる。

トイレのペーパーがなくなったので，補充して欲しい。

階段を降りるとき，膝に痛みを感じる。

右手が使えないので，左にカップを置いて欲しい。

職場を退職してから何もする気になれず，焦っている。

漢字を読むことができないので，フリガナをつけて欲しい。

気づきノート「ジェスチャーでメッセージを共有するための秘訣」

所属：	番号：	氏名：

演習名：ジェスチャー・コミュニケーション	日付：　　　年　　　月　　　日

1回目の結果：　伝わったメッセージの数　　1, 2, 3, 4

2回目の結果：　伝わったメッセージの数　　1, 2, 3, 4

個人での気づき

グループでの気づき

全体での気づき

感　想

（4）協働ワーク4「ジェスチャー・コミュニケーション」のまとめ

　病気やその治療過程で，声の出なくなる患者さんもいます。そのような患者さんと接する際には，これまで何不自由なく話していたのに，急に声が出なくなった患者さんの驚き，怒り，悲しみなどの気持ちを，まずは十分に理解することが大切です。

　声の出なくなった患者さんでも，さきに紹介したサイレント・トーク（p21）のように，口の動きだけで伝えることが可能な人もいます。たとえ，口の動きによる表現が困難でも，今回体験したような手振り，身振りによって伝えてもらうこともできます。また，筆談は声が出なかったり耳が聞こえなかったりした場合の最も身近なコミュニーション手段であり，その他にも最新技術を使ったさまざまな方法が開発されています。

　振り返りの過程で得られる気づきの具体例を，送り手と受け手とに分けて，ここで紹介しておきましょう。

〈送り手として気をつけること〉

・皆に伝わるように大きな動きをする。
・恥ずかしがらずに，とにかく身体で表現してみる。
・伝わらないときは違う伝え方をしてみる。
・動作だけでなく，表情でも伝える。
・言葉以外に使えるものは，何でも使う。
・あせらない。
・あきらめない。
・etc

〈受け手として気をつけること〉

・一つひとつの動作を言葉に置き換えて，声に出してみる。
・送り手が伝えようとしていることを想像してみる。
・細かい動作までよく観察する。
・理解できた言葉からメッセージ全体を想像して，言ってみる。
・etc

協働ワーク 5　3つの姿勢　誠実さが伝わる姿勢で聞く

目的：相手が話しやすくなる姿勢でのぞみ，聞き上手になる。
目標：3回目の聞き方が最も話しやすかったと，相手に思ってもらえる。

(1) ねらい

　患者さんの話を聞くときの**姿勢**にも，立ったままでポケットに手を入れたり，腕組みをしたり，手を自分の膝や机の端に添えたりなど，さまざまなものが見られます。これらの何気なく行っている姿勢にも，それぞれに意味があり，患者さんにさまざまな影響を及ぼしているはずです。

　それでは，患者さんの話を聞く際には，どのような姿勢でのぞむのがよいのでしょうか。ここで紹介する3つの姿勢は，話を聞くときの最も効果的な姿勢を理解して，身につけるためのワークです。

(2) 準備

[参加人数]
　2人一組のペアで実施します。2人以上であれば，何人でも同時に体験することができます。もしも参加者が奇数の場合には，一組だけ3人となります。

[所要時間]
　振り返りの時間を含めて30分ほどです。

[会場]
　机と椅子がある場所であれば，どこでも実施できます。もしもテーブルがなく，椅子だけの会場であれば，クリップボードを利用します。

[必要物品]
　❶気づきノート（p57）を1人1枚ずつ，❷キッチンタイマー（複数のペアが一斉に体験する場合は会場に1つ。個別に体験する場合は各ペアに1つ），❸気づきノートに記入するために筆記用具が各自必要です。
　＊テーブルのない会場では，クリップボードも1人1枚ずつ用意します。

(3) すすめ方

①2人一組となり，AさんとBさんを決めます。3人一組ではCさんまで決めてください。
②AさんはBさんに，「昨日はどのようにお過ごしでしたか？」と質問してください。
③Bさんは，朝起きてから寝るまでの昨日の自分を思い出しながら，順を追って詳しく，3分間でAさんに話します。
④Aさんは次の3段階で，Bさんの話を聞いてください。

●**第1段階（1分間）**：立ったままで，ポケットに手を入れて聞く（図4）

　Aさんは1分間，立ったまま，ポケットに手を入れてBさんの話を聞いてください。タイマーを押して開始します。1分が経過し，タイマーが鳴ったところで中断します。

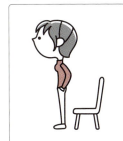

図4

●**第2段階(1分間):** **反り返るように座って,腕組みをしながら聞く**(図5)

図5
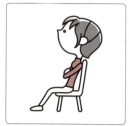

Bさんは第1段階の続きをAさんに話します。Aさんは1分間,椅子に反り返るように座って,腕組みをしながらBさんの話を聞いてください。タイマーを押して開始します。1分が経過し,タイマーが鳴ったところで中断します。

●**第3段階(1分間):** **きちんと座って,手を膝や机の端に添えながら聞く**(図6)

図6
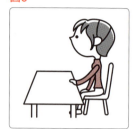

Bさんは第2段階の続きをAさんに話します。Aさんは1分間,椅子にきちんと座って,手を膝や机の端に添えながらBさんの話を聞いてください。タイマーを押して開始します。1分が経過し,タイマーが鳴ったところで中断します。

⑤Bさんは自分が話し手となったとき,どれくらい話しやすかったかを,3つの段階ごとに5点満点で評価して,Aさんに伝えてください。各段階の感想も,BさんはAさんに伝えます。AさんはBさんによる評価と感想を,「気づきノート」(p57)に記入してください。
⑥AさんとBさんは役割を交代して,②〜⑤にもう一度取り組んでください。3人一組では,BさんがCさんに質問し,Cさんが話します。
⑦複数のペアが同時に体験した場合,各自の気づきを時間の許す限り発表して,全員で共有するとよいでしょう。

[進行例]

Aさん:昨日はどのようにお過ごしでしたか?
Bさん:昨日は,7時に目覚ましが鳴って
Aさん:(立ったまま)うん,うん
⋮

Bさん:朝食はヨーグルトとバナナだけで
Aさん:(反り返って)ヘー
⋮

Bさん:お昼前にはお腹が空いてしまいました。
Aさん:(手を膝や机の端に添えながら)
　　　お腹が空いたのですね。
⋮

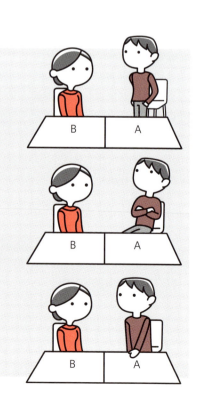

気づきノート「3通りの聞き方への相手の反応」

所属：　　　　　番号：　　　　　　氏名：

演習名：3つの姿勢　　　　　　　日付：　　年　　月　　日

1. 自分が立ったまま聞いたときの相手の反応

話しやすかった　5…4…3…2…1　話しにくかった

感　想：

2. 自分が腕組みをしながら聞かれたときの相手の反応

話しやすかった　5…4…3…2…1　話しにくかった

感　想：

3. 自分が膝や机の端に手を添えながら聞いたときの相手の反応

話しやすかった　5…4…3…2…1　話しにくかった

感　想：

（4）協働ワーク5「3つの姿勢」のまとめ

　車いす上やベッド上の患者さんと会話をするときに，立ったままで話をすると，上から目線になり，威圧的な印象を与えてしまいます。しゃがんだり腰を曲げたり椅子に座ったりして，**同じ高さの目線**になることが望まれます。

　会話中の腕組みは，緊張したり不安を感じたりしたときに，自分を守ろうとする**防衛姿勢**として説明されます。みぞおちの前に組んだ腕が，ちょうどクルマのバンパーと同じ役割を果たすのです。また，人前で自分の手をポケットに入れるのも，防衛姿勢の1つとされます。自分の心の中を見られたくないとき，手のひらを隠そうとする姿勢が現れるのです。

　看護師が防衛的にのぞんでしまうと，患者さんまで防衛的となり，コミュニケーションは深まっていきません。看護師は自分から率先して防衛を解除し，オープンな姿勢で患者さんと接することが望まれます。椅子に正しく座り，手を膝や机の端に添えた**傾聴姿勢**は，患者さんの話をしっかり聞こうとする誠実さを，メッセージとして伝えます。

　振り返りの過程で得られる気づきの具体例を，3つの聞き方ごとに，ここで紹介しておきましょう。

〈立ったまま聞かれたとき〉

・威圧感があって，とても話しづらかった。
・上から見下されている感じがして，仕方なく聞いているみたいだった。
・自分より高い目線の相手には，上を向かなければならず，話しにくかった。
・声を少し張り上げなければ，話が通じなかった。
・etc

〈腕組みをして聞かれたとき〉

・仕方なく話を聞いているような態度に見えた。
・えらそうな態度だったので，話しづらかった。
・考えていた内容もうまく伝えられなかった。
・あまり印象はよくなかった。
・話しにくく，不快感を覚えた。
・etc

〈膝や机の端に手を添えながら聞かれたとき〉

・相手がきちんと座って，聞く姿勢ができていたので，自分もきちんと話そうと思った。
・相手の反応もわかりやすく，話しやすかった。
・話しやすい雰囲気だった。
・etc

第 2 章

テクニックとスキル

第2章　テクニックとスキル

Section Ⅰ　傾聴技法

1　マインドとテクニックとスキル

　マインドとテクニックとスキルという3つの側面から，コミュニケーションの学習を進めていくことが大切です。

　マインドとは思考や意志など，意識の理性的な側面のことであり，感情的・情緒的な側面のハートとは区別されます。患者さんとのコミュニケーションでは，いくつかのマインドが看護師に求められます。それは，例えば，熱意，患者中心，自己決定の尊重，受容，共感などです。

　しかし，どれだけ共感しているつもりでも，それが相手に伝わらなければ無意味です。共感していることが相手に伝わって初めて，共感の効果が期待できるのであり，そのためには共感していることをうまく伝えるテクニック(技法)が必要になります。

　高齢の患者さんに年齢を尋ねたうえで，共感のテクニックを使って「それはおつらいですよね」と伝えてしまえば，共感の効果を期待できないどころが，むしろ患者さんを怒らせてしまうかもしれません。「どうされましたか」と尋ねて，例えば「一晩中眠れなくて」という返事が返ってきたところで，共感のテクニックを使うべきなのです。このように，テクニックを必要なときに適切に使いこなせば，スキル(技能)となります。

2　共感的理解

　共感とは「相手の私的な世界を，まるで自分自身のものであるかのように感じ取ること」であり，「しかも，この"まるで……のように(as if)"という性質を失わないこと」と，来談者中心カウンセリングを提唱したロジャースは説明しました(Rogers CR, 1957)。つまり，相手と同じ感情を抱くのではなく，相手の気持ちに理解を示し，付き添うのが共感なのです。共感するためには，相手の気持ちを否定したり批評したりせず，ありのままに**受容**することが前提となります。

　何か嫌なことがあったとき，信頼できる人に話を聞いてもらいたいと思う人は多いでしょう。自分が悲しみや苦しみの感情を抱いているときに，「つらいですよね」と誰かに共感してもらえると，気持ちが楽になり，心が癒されるのです。

　患者さんが不快な感情を抱いているときも，看護師がうまく共感すれば，その不快な感情を癒すことができます。心が癒された患者さんは，冷静さを取り戻すことになり，抱えている問題を理性的・現実的に処理することも可能になるのです(図1)。

　不快な感情だけではなく，喜びや幸せなどの快の感情に共感することも，忘れないようにしましょう。喜んでいる患者さんに共感すれば，喜びは強化されますし，患者さんの意欲を維持したり，高めたりすることにもつながるのです。

　看護師が共感しているつもりでも，それが患者さんに伝わらなければ，共感の効果を期待することはできません。共感していることを患者さんに効果的に伝えるのが，後ほど紹

図1 共感による心の変化

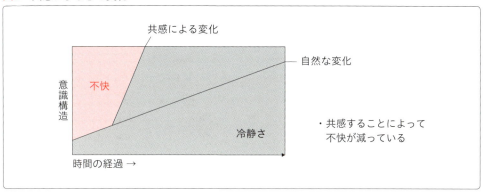

介する共感の技法です。

3 傾聴技法

患者さんとのコミュニケーションで役に立つ**傾聴技法**（テクニック）のいくつかを，発話例とともに紹介します。ただし，テクニックのマインドを忘れることなく，スキルとして使いこなすよう，心がけることが大切です。

❶ うなずきと相づち

看護師が受け手となり，患者さんの話を聞く際には，無反応で聞くのではなく，首を縦に振って**うなずき**を示したり，「なるほど」「そうですか」と**相づち**をうったりなど，反応を示しながら聞くほうがよいでしょう。そうすると，聞こうとする看護師の熱意を，効果的に伝えることができます。そして，看護師の熱意が伝わると，患者さんの発話も促されるのです。

患　者：最近，なかなか寝つけないのです。
看護師：そうでしたかー。

❷ 繰り返し

患者さんが語った言葉の一部を**繰り返し**ながら聞くことでも，受け手の熱意を伝えることができます。また，看護師が繰り返すことで，患者さんは自らの言葉を確認することができるし，メッセージが確かに共有されていることもわかり，安心して話を進められます。

なお，相づちや繰り返しなどの言語的反応は頻繁すぎると，患者さんの話の腰を折る危険性があります。したがって，非言語的反応のうなずきを基本にして，その合間に短い言語的反応の相づちをうち，その合間に長い言語的反応の繰り返しを行うのがよいでしょう。

患　者：昨夜も何度か寝返りを打ち，何時間もしてから，ようやく眠れました。
看護師：何時間もかかったのですね。

❸ 共感

　患者さんが悲しみや怒りなど，不快な感情を抱いていることもあります。そのときには，共感の技法を使って患者さんの気持ちに理解を示し，付き添うことにより，患者さんの気持ちを癒すことができます。また，患者さんが喜びや爽快感など，快の感情を抱いているときにも，**共感の技法**を使うことによって，今後は前向きになってもらえるでしょう。

> 患　　者：このままでは昼間の時間が無駄になってしまいます。
> 看護師：眠れない日が続くと，焦りますよね。

❹ 明確化

　患者さんが言葉に詰まって，「えっとー，そのー」と考えているときには，急がさずに言葉を待つことが大切です。ただし，しばらく待っても言葉が出てこないときには，患者さんが言いたいことを「〜ということですか」などと，看護師が代わって**明確化**してあげることも必要となります。

> 患　　者：えっとー，そのー。家族のことが，そのー。
> 看護師：ご家族のことを心配されているのですね。

❺ 要約

　患者さんの話を一通り聞いたならば，聞き放しにせず，話の要点だけをもう一度，**要約**して返すとよいでしょう。自分でも何が言いたいのかわからなくなり，長話になりがちな患者さんもいます。そのようなときには，要約の技法を使うことによって，問題を整理してあげることができるのです。

> 患　　者：家族から何の連絡もなく，心配なのです。
> 看護師：ご家族から連絡がなくて，夜も眠れないほどご心配なのですね。

　＊ここでは，❶〜❹に示した患者のセリフを要約している。

❻ 開かれた質問

　「はい」や「いいえ」などと，答え方が決まっている質問を「**閉ざされた質問**」（選択式質問）といい，本人が考えながら自由に答えられる質問を「**開かれた質問**」（自由回答式質問）といいます。閉ざされた質問を連発すると，まるで詰問のような雰囲気となり，患者さんの考えも深まっていきません。開かれた質問をうまくつなげていくことで，患者さんの主体的な思考や自己決定を助けることができるのです。

> 看護師：ご自分からご家族へ，連絡を取られましたか（閉ざされた質問）。
> 患　　者：いいえ。

看護師：どうするのがよろしいと，思われますか（開かれた質問）。

患　者：そうですね。私のほうから連絡を取ってみるのも，１つの方法だと思います。

協働ワーク 6 うなずきと相づち 反応を示しながら聞く

目的：うなずきや相づちによって聞き手の意欲を伝え，聞き上手になる。

目標：３回目の聞き方が最も話しやすかったと，相手に思ってもらえる。

（１）ねらい

　うなずきとは話を聞きながら首を上下に振る動作であり，「なるほど」という意味を示す非言語的な反応です。**相づち**とは「へー」「なるほど」「そうですか」「それから」などという短い言語的反応であり，相手の話に合いの手を入れることになります。

　コミュニケーションでは，メッセージを共有しようとする意欲が何よりも大切です。ただし，いくら自分が意欲的なつもりでも，それが相手に伝わらなければ，意味がありません。聞き手である自分の意欲を伝えて，相手の話を促す**コミュニケーション技法**として，うなずきや相づちを使うことができます。

　うなずきや相づちは，日常会話の中で自然に行われている反応です。そのために，これらの反応を技法として，あらためて意識することはないかもしれません。ここで紹介する「うなずきと相づち」は，相手の話を促す最も効果的な方法を理解し，身につけるためのワークです。

（２）準備

［参加人数］

　２人一組のペアで実施します。２人以上であれば，何人でも同時に体験することができます。もしも参加者が奇数の場合には，一組だけ３人となります。

［所要時間］

　振り返りの時間を含めて30分ほどです。

［会場］

　机と椅子がある場所であれば，どこでも実施できます。もしもテーブルがなく，椅子だけの会場であれば，クリップボードを利用して実施することもできます。

［必要物品］

　❶気づきノート（p65）を１人１枚ずつ，❷キッチンタイマー（複数のペアが一斉に体験する場合は会場に１つ。個別に体験する場合は各ペアに１つ），❸気づきノートに記入するために筆記用具が各自必要です。

　＊テーブルのない会場では，クリップボードも一人１枚ずつ用意します。

（３）すすめ方

①２人一組で着席し，AさんとBさんを決めます。３人一組ではCさんまで決めてください。

②Aさんは B さんに，「昨日はどのようにお過ごしでしたか？」と質問してください。
③Bさんは，朝起きてから寝るまでの昨日の自分を思い出しながら，順を追って詳しく，3分間で A さんに話します。
④Aさんは次の3段階で，Bさんの話を聞いてください。

■**第1段階(1分間)**：**横を向いたまま無反応で聞く**

A さんは1分間，Bさんのほうを見ないで横を向いたまま，話を聞いてください。A さんは一切の反応を示さないでください。タイマーを押して開始します。1分が経過し，タイマーが鳴ったところで中断します。

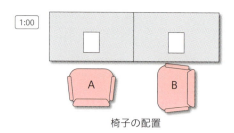

椅子の配置

■**第2段階(1分間)**：**90度法(p46)で座り，うなずきながら聞く**

Bさんは第1段階の続きを A さんに話します。A さんは1分間，Bさんとアイ・コンタクトをとり，うなずきながら聞いてください。A さんは声を一切出さず，非言語的反応のみを示します。タイマーを押して開始します。1分が経過し，タイマーが鳴ったところで中断します。

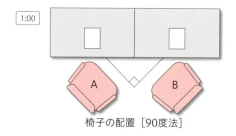

椅子の配置［90度法］

■**第3段階(1分間)**：**90度法(p46)で座り，うなずきの合間に，相づちをうちながら聞く**

Bさんは第2段階の続きを A さんに話します。A さんは1分間，うなずきの合間に「なるほど」「そうですか」などと，相づちをうちながら聞いてください。タイマーを押して開始します。1分が経過し，タイマーが鳴ったところで中断します。

⑤Bさんは自分が話し手となったとき，どれくらい話しやすかったかを，3つの段階ごとに5点満点で評価して，Aさんに伝えてください。各段階の感想も，Bさんは A さんに伝えます。A さんは B さんによる評価と感想を，「気づきノート」(p65)に記入してください。
⑥AさんとBさんは役割を交代して，②〜⑤にもう一度取り組んでください。3人一組では，BさんがCさんに質問し，Cさんが話します。
⑦複数のペアが同時に体験した場合，各自の気づきを時間の許す限り発表して，全員で共有するとよいでしょう。

気づきノート「3通りの聞き方への相手の反応」

所属：　　　　　　番号：　　　　　　　　氏名：

演習名：うなずきと相づち　　　　　　日付：　　　年　　　月　　　日

1. 自分が横を向いて無反応で聞いたときの相手の反応

話しやすかった　5…4…3…2…1　話しにくかった

感　想：

2. 自分がアイ・コンタクトとうなずきだけで聞いたときの相手の反応

話しやすかった　5…4…3…2…1　話しにくかった

感　想：

3. 自分がうなずきの合間に相づちを打ちながら聞いたときの相手の反応

話しやすかった　5…4…3…2…1　話しにくかった

感　想：

［進行例］

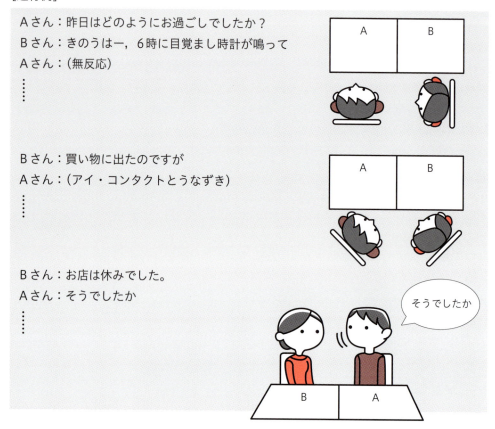

Aさん：昨日はどのようにお過ごしでしたか？
Bさん：きのうはー，6時に目覚まし時計が鳴って
Aさん：（無反応）
⋮

Bさん：買い物に出たのですが
Aさん：（アイ・コンタクトとうなずき）
⋮

Bさん：お店は休みでした。
Aさん：そうでしたか
⋮

（4）協働ワーク6「うなずきと相づち」のまとめ

　うなずきや相づちは不自然でわざとらしくなると，不誠実で不真面目に受け取られることがあります。特に，言語的な反応である相づちが多くなると，患者さんの話の腰を折る危険性もあります。うなずきを基本としながら，その合間に相づちを自然にうてば，最も効果的に患者さんの話を促すことができるでしょう。
　振り返りの過程で得られる気づきの具体例を，3通りの聞き方に分けて，ここで紹介しておきましょう。

〈横を向いて無反応で聞かれたとき〉
・話しにくくて，話が進まなかった。
・独り言をいっているような感じで寂しかった。
・無反応のときは表情の変化もなく，怖かった。
・自分の話に興味がないようにみえて，話を続ける意欲が低下した。
・自分の存在を無視されているような感じがした。
・相手が自分をうっとうしく思っているように感じた。
・etc

〈アイ・コンタクトとうなずきだけで聞かれたとき〉
・無反応よりも，自分の話が相手に伝わっていると思った。
・本当に聞いてもらえているか不安だった。
・話を聞いているのはわかったが，反応が薄いと感じた。
・うなずきだけでは，一方通行で話をしている気がした。
・うなずきだけでも聞いていることがわかったので，悪い気はしない。
・etc

〈うなずきの合間に相づちをうちながら聞かれたとき〉
・真剣に話を聞いていると思った。
・共感されているようで，話しやすかった。
・自分の話を理解しようとする姿勢が感じられて安心した。
・相づちが入ると，話がはずんで楽しかった。
・話も盛り上がるし，一緒に話をしている感じがした。
・etc

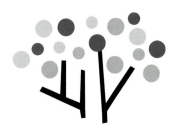

協働ワーク 7 繰り返し 言葉の一部を繰り返しながら聞く

目的：話し手の言葉の一部を適切に繰り返すことで，聞き上手になる。
目標：1回目より2回目のほうが話しやすかったと，相手に思ってもらえる。

（1）ねらい

　繰り返しとは，相手の話を聞きながら，話の節目で相手の言葉の一部を，「〜ですね」と繰り返すことです。うなずきや相づちを示しながら，さらに「繰り返し」を併用すると，より効果的な聞き方になります。

　繰り返しは，聞き手の意欲を伝えるだけではなく，送り手のメッセージを正確に共有することにも役立ちます。例えば「午前よりも午後のほうが助かります」と，患者さんが言ったとします。それに対して，「午後ですね」と看護師が繰り返せば，確かに承りましたというメッセージにもなり，間違えにくくなるのです。

　ここで紹介する繰り返しのワークは，効果的な繰り返しの方法を学習するためのものです。繰り返しは簡単なようですが，本来の効果を引き出すには，いくつかの秘訣があります。

（2）準備

［参加人数］
　2人一組のペアで実施します。2人以上であれば，何人でも同時に体験することができます。もしも参加者が奇数の場合には，一組だけ3人となります。
［所要時間］
　振り返りの時間を含めて，20分ほどです。
［会場］
　机と椅子がある場所であれば，どこでも実施できます。もしもテーブルがなく，椅子だけの会場であれば，クリップボードを利用して実施することもできます。
［必要物品］
　❶気づきノート（p71）を1人1枚ずつ，❷キッチンタイマー（複数のペアが一斉に体験する場合は会場に1つ。個別に体験する場合は各ペアに1つ），❹気づきノートに記入するために筆記用具が各自必要です。
　＊テーブルのない会場では，クリップボードも1人1枚ずつ用意します。

（3）すすめ方

①2人一組となり，AさんとBさんを決めてください。3人一組ではCさんまで決めてください。そして，AさんとBさんは，90度法（p46）で着席してください。
②AさんはBさんに，「今日は今まで，どのようにお過ごしでしたか？」と質問してください。

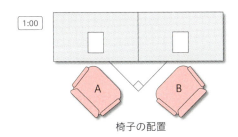
椅子の配置

③Bさんは朝起きてから今までの今日の自分を，思い出しながら順を追って詳しく，2分間でAさんに話します。
④Aさんは次の2段階で，Bさんの話を聞いてください。

- ●第1段階(1分間)：**ひと言ひと言，繰り返しながら聞く**

    Aさんは1分間，Bさんの言葉をひと言ひと言，「〜ですね」と繰り返しながら，話を聞いてください。タイマーを押して開始します。1分が経過し，タイマーが鳴ったところで中断します。

- ●第2段階(1分間)：**うなずきや相づちの合間に節目のみを繰り返しながら聞く**

    Bさんは第1段階の続きをAさんに話します。Aさんはうなずきや相づちをうちながらBさんの話を聞いて，ちょうど切りのよい節目だけを「〜ですね」と繰り返してください。1分間に1〜2回は繰り返すように努力してください。タイマーを押して開始します。1分が経過し，タイマーが鳴ったところで中断します。

⑤Bさんは自分が話し手となったとき，どれくらい話しやすかったかを，2段階ごとに5点満点で評価して，Aさんに伝えてください。各段階の感想も，BさんはAさんに伝えます。AさんはBさんの評価と感想を，「気づきノート」(p71)に記入してください。
⑥AさんとBさんは役割を交代して，②〜⑤にもう一度取り組んでください。3人一組では，BさんがCさんに質問し，Cさんが話します。
⑦3分が経過したところで，AさんとBさんで気づきを共有してください。
⑧複数のペアが同時に体験した場合，各自の気づきを時間の許す限り発表して，全員で共有するとよいでしょう。

[進行例]

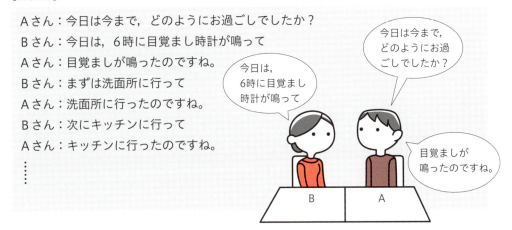

Bさん：家を出て
Aさん：（うなづき）
Bさん：パン屋さんに立ち寄ったのですが？
Aさん：それで
Bさん：サイフを家に忘れてきたことに気づきました。
Aさん：忘れていたのですね。
︙

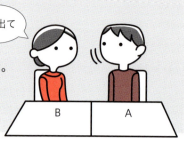

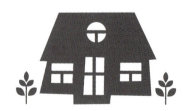

気づきノート「2通りの聞き方への相手の反応」

所属：	番号：	氏名：

演習名：繰り返し	日付：　　　年　　　月　　　日

1. 自分がひと言ひと言繰り返しながら聞いたときの相手の反応

話しやすかった　5…4…3…2…1　話しにくかった

感　想：

2. 自分がうなずきや相づちの合間に節目のみを繰り返したときの相手の反応

話しやすかった　5…4…3…2…1　話しにくかった

感　想：

（4）協働ワーク7「繰り返し」のまとめ

　相手の言葉をひと言ひと言，ただ繰り返すだけでは，からかわれているような印象を相手に与えるかもしれません。繰り返しの連発は避けて，話の節目や重要だと思われる言葉のみを返すと，自然な繰り返しになります。

　また，自分の言語的反応は，相手の話の腰を折る危険性があります。それに比べると，非言語的反応のうなずきは，話の腰を折る心配がありません。そこで，うなずきを基本とし，その合間に短い言語的反応の相づちをうち，さらに相づちの合間に長い言語的反応の繰り返しを使うと，最も効果的な聞き方になります。

　振り返りの過程で得られる気づきの具体例を，1回目と2回目とに分けて，ここで紹介しておきましょう。

〈ひと言ひと言，繰り返しながら聞かれたとき〉

・話の流れが止まってしまった。
・話が進まず，いらいらした。
・無反応よりはよいけれど，話をする側も疲れた。
・いちいち繰り返されるので嫌な感じがした。
・聞いてくれていることはわかるが，うっとうしい。
・子ども扱いされているような感じがした。
・自分の話し方がわかりにくいのではないかと不安に思った。
・etc

〈うなずきや相づちの合間に，節目のみを繰り返しながら聞かれたとき〉

・しっかりと聞いてもらっている感じがして，話しやすかった。
・ひと言ひと言繰り返されるよりも，話を聞いてもらえていると思った。
・節目を繰り返して確認してもらえると，安心感がある。
・節目ごとで話がまとまり，話を進めやすかった。
・etc

協働ワーク 8 要約 相手の話の要点を返す

目的：相手の話の要点を押さえながら聞き，メッセージを確実に共有する。
目標：要約することで，「私の話をよく聞いてもらえた」と相手に満足してもらえる。

（1）ねらい

　患者さんの話を聞き終えたとき，聞きっ放しにしないほうがよいでしょう。「要するに〜ですね」とか「おっしゃりたいことは〜ですね」などと，話の要点を**要約**して返せば，いっそう確かなメッセージの共有につながります。

　何を言いたいのかわからなくなり，話が堂々巡りになったり，話が横道に逸れたりする患者さんには，要点をまとめて返してあげることにより，問題を整理してあげることができます。そのうえで，「じゃあ，どうしますか？」と質問して，話題を次のステップに進めていくこともできるのです。

　また，会話自体を楽しんでしまい，話が長くなる患者さんもいます。しかし，残念ながら仕事が立て込んでおり，十分に対応できないこともあります。そのようなとき，要点をまとめて返したうえで，「では，次の患者さんのところに行きますので，次回，続きを聞かせてくださいね」と言って，その場を離れることもできます。

　どのように聞いて，どのように要約すればよいのかを，ワークを通して学んでください。

（2）準備

［参加人数］

　2人一組のペアで実施します。2人以上であれば，何人でも同時に体験することができます。もしも参加者が奇数の場合には，一組だけ3人となります。

［所要時間］

　振り返りの時間を挟んで二度行うとして，45分ほどです。

［会　　場］

　机と椅子がある場所であれば，どこでも実施できます。ただし，グループでテーブルを囲み，気づきを分かち合う場合，階段教室のように机と椅子が動かせない会場では不都合となります。もしもテーブルがなく，椅子だけの会場であれば，クリップボードを利用して実施することもできます。

［必要物品］

　❶ワークシート「最近，印象に残っていること」(p76)を1人1枚ずつ，❷気づきノート(p75)を1人1枚ずつ，❸キッチンタイマー（複数のペアが一斉に体験する場合は会場に1つ。個別に体験する場合は各ペアに1つ），❹ワークシートと気づきノートに記入するために筆記用具が各自必要です。

　＊テーブルのない会場では，クリップボードも1人1枚ずつ用意します。

（3）すすめ方

①まず1人でワークシート「最近，印象に残っていること」(p76)を記入してください。
②2人一組となり，AさんとBさんを決めます。3人一組ではCさんまで決めてください。

そして，AさんとBさんは90度法で着席してください。

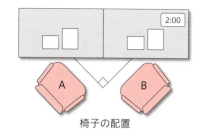

椅子の配置

③Aさんは Bさんに，「最近，印象に残っていることは何ですか？」と質問してください。
④Bさんはワークシートに記入した印象に残っていることを，できるだけ詳しく，2分間ほどでAさんに話してください。タイマーを2分間でセットして，タイマーを押して開始します。2分が経過してタイマーが鳴ったところで，話を終わらせるように努力してください。
④Aさんは，Bさんの話の要点を押さえながら聞いてください。そして，Bさんの話が終わり次第，「要するに〜ですね」と要約して返してください。
⑤Aさんに要約されたとき，どれくらい納得したかを，Bさんは3点満点で評価して，Aさんに伝えてください。AさんはBさんによる評価を，「気づきノート」(p75)に記入してください。
⑥AさんとBさんは役割を交代して，③〜⑤にもう一度取り組んでください。3人一組では，BさんがCさんに質問し，Cさんが話します。
⑦各自が「気づきノート」(p75)を使い，1人で3分間ほどで振り返ります。「うまく要約するための秘訣」を思いつく限り，「個人での気づき」に箇条書きしてください。
⑧3分が経過したところで，さきほどのペアに戻ります。複数のペアが同時に体験した場合には，3〜4人一組のグループをつくり，進行役を1人決めてください。そして，5分間ほどかけて，互いの気づきをグループ内で報告し合います。自分が気づかなかったことで他の人が気づいたことは，各自がメモを取り，箇条書きを増やしてください。

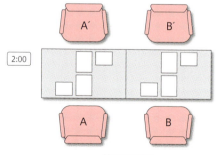

椅子の配置

⑨複数のグループが同時に体験した場合には，グループ内で報告された気づきを他のすべてのグループに対して，進行役が発表します。他のグループから報告された気づきの中で，自分のグループからは出なかったことは，各自がメモを取り，箇条書きを増やしていきます。

気づきノート「うまく要約するための秘訣」

所属：	番号：	氏名：

演習名：要約	日付：　　　年　　　月　　　日

1回目の結果：自分の要約に相手は…

　　　　　3）とても納得できた　2）まあまあ納得できた　1）あまり納得できなかった

2回目の結果：自分の要約に相手は…

　　　　　3）とても納得できた　2）まあまあ納得できた　1）あまり納得できなかった

個人での気づき

グループでの気づき

全体での気づき

感　想

⑩たくさんの気づきが得られたところで，うまく要約するうえで特に大切だと思うものを各自が選び，アンダーラインを引きます。そして，「次はこの方法で，もっと上手に要約しよう」と自分に言い聞かせ，自己決定してください。

⑪自己決定したところで，AさんはBさんに，そしてBさんはAさんに，「次は〇〇したいと思います」と，自己決定したことを互いに報告してください。

⑫今度は新しい相手とペアをつくり，もう一度②〜⑥に取り組みます。1回目よりも2回目のほうが，話し手に納得してもらえるように，チャレンジしてください。

⑬各自が「気づきノート」に2回目の結果を記入したうえで，このワークの感想を自由に記述してください。

［進行例］

Bさん：今年のお盆は休みが取れたので，久々に帰省して同窓会に参加したり，思い出の場所を訪ねたりと，のんびりと過ごすことができました。

Aさん：故郷でのんびりされたのですね。

のんびりと過ごすことができました。

故郷でのんびりされたのですね。

ワークシート「最近，印象に残っていること」

　　最近，印象に残っていることについて，2分間ほどで話せるようにメモを準備してください。

い　つ：

どこで：

なにが：

どうだったか：

（4）協働ワーク8「要約」のまとめ

　要約するときはできるだけ短く簡潔に，要点のみを返すことが大切です。患者さんが最も言いたいことだけを，ピンポイントで返すのもよいでしょう。

　また，話が終わった後で，「えっと，今のお話の要点は……」などと考えてしまうと，応答のタイミングを外してしまいます。すぐに要約して返すためには，頭の中で要点を整理しながら，患者さんの話を聞くことが大切です。

　振り返りの過程で得られる気づきの具体例を，ここで紹介しておきましょう。

〈うまく要約するための秘訣〉
- 話を最後までしっかり聞かないと要約は難しい。
- 相手の一番伝えたいことを整理しながら聞く。
- 相手の表情や声のトーン，強弱にも注意する。
- 話の流れをつかみ，イメージしながら聞く。
- 相手の言いたいことを理解しようと思う気持ちが大切である。
- 話の内容だけでなく，そのときの感情にも配慮する。
- 受け身で聞き流すのではなく，意識的・能動的に聴くことが必要である。
- etc

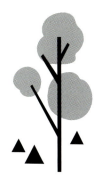

協働ワーク 9　共感　相手の気持ちに理解を示す

目的：相手の気持ちを理解し，それに付き添うことができる。
目標：共感することで，「私の気持ちをわかってもらえた」と相手に思ってもらえる。

（1）ねらい

看護師がどれだけ**共感**しているつもりでも，それが患者さんに伝わらなければ，共感の効果を期待することはできません。共感していることを患者さんに効果的に伝えるのが，ここで学習する共感の技法です。

共感の技法では，まず患者さんが抱いている**感情**を，その種類と程度まで，正確に把握します。感情とは，快（プラス）/不快（マイナス）を基調とする意識体験ですが，同じ快の感情でも，喜び，楽しさ，好意，希望などとさまざまであり，不快な感情にも，悲しみ，怒り，不安感，恥ずかしさなど，さまざまな種類があります(図2)。また，同じ恥ずかしさでも，顔から火が出るような大きな恥ずかしさと，ちょっとした気恥ずかしさとでは，ずいぶんと違います。

患者さんが抱く感情を，その種類と程度まで正確に把握したならば，次に，自然な言葉に置き換えて，気持ちをこめて返します。例えば，大きな怒りを抱いている患者さんには，「大きな怒りを抱いているのですね」よりも，「はらわたが煮えくり返る思いですね」といって共感したほうが，効果的なのです。

図2　感情の種類

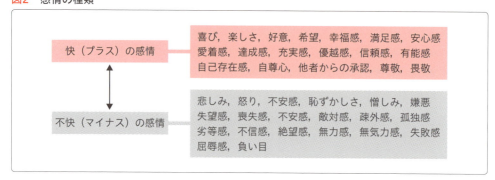

（2）準備

[参加人数]
2人一組のペアで実施します。2人以上であれば，何人でも同時に体験することができます。もしも参加者が奇数の場合には，一組だけ3人となります。

[所要時間]
振り返りの時間を挟んで二度行うとして，45分ほどです。

[会場]
机と椅子がある場所であれば，どこでも実施できます。ただし，グループでテーブルを囲み，気づきを分かち合う場合，階段教室のように机と椅子が動かせない会場では不都合となります。もしもテーブルがなく，椅子だけの会場であれば，クリップボードを利用し

て実施することもできます。

[必要物品]

❶ワークシート「最近嬉しかったこと/つらかったこと」(p82)を一人1枚ずつ，❷気づきノート(p81)を1人1枚ずつ，❸キッチンタイマー（複数のペアが一斉に体験する場合は会場に1つ。個別に体験する場合は各ペアに1つ），❹ワークシートと気づきノートに記入するために筆記用具が各自必要です。

＊テーブルのない会場では，クリップボードも1人1枚ずつ用意します。

(3) すすめ方

① まず1人でワークシート「最近，嬉しかったこと/つらかったこと」(p82)を記入してください。
② 2人一組となり，AさんとBさんを決めます。「要約」(p73)のときとは別の相手と，ペアになったほうがよいでしょう。3人一組ではCさんまで決めてください。そして，AさんとBさんは90度法で着席してください。

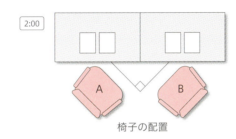

椅子の配置

③ AさんはBさんに，「最近，嬉しかったこと，あるいはつらかったことは何ですか？」と質問してください。
④ Bさんはワークシートに記入した嬉しかったこと（もしくはつらかったこと）を，できるだけ詳しく，2分間ほどでAさんに話してください。タイマーを2分間にセットして，タイマーを押して開始します。2分が経過して，タイマーが鳴ったところで，話を終わらせるように努力してください。
⑤ AさんはBさんの話を聞きながら，Bさんが抱いた感情の種類と程度を想像してください。そして，AさんはBさんの話が終わり次第，Bさんの抱いた感情を自然な言葉で表現して，「～でしたね」と伝えてください。
⑥ Aさんに共感されて，どれくらい私の気持ちをわかってもらえたと思ったかを，Bさんは3点満点で評価して，Aさんに伝えてください。AさんはBさんによる評価を，「気づきノート」(p81)に記入してください。
⑦ AさんとBさんは役割を交代して，③～⑥にもう一度取り組んでください。3人一組では，BさんがCさんに質問し，共感の言葉を伝えます。
⑧ 各自が「気づきノート」(p81)を使い，1人で3分間ほど振り返ります。「うまく共感するための秘訣」を思いつく限り，「個人での気づき」に箇条書きしてください。
⑨ 3分が経過したところで，さきほどのペアに戻ります。複数のペアが同時に体験した場合には，3～4人一組のグループをつくり，進行役を1人決めてください。そして，5分間ほどかけて，互いの気づきをグループ内で報告し合います。自分が気づかなかった

ことで他の人が気づいたことは，各自がメモを取り，箇条書きを増やしてください。

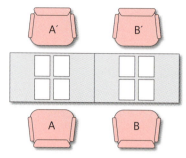

椅子の配置

⑩複数のグループが同時に体験した場合には，グループ内で報告された気づきを他のすべてのグループに対して，進行役が発表します。他のグループから報告された気づきの中で，自分たちのグループからは出なかったことは，各自がメモを取り，箇条書きを増やしていきます。

⑪たくさんの気づきが得られたところで，うまく共感するうえで特に大切だと思うものを各自が選び，アンダーラインを引きます。そして，「次はこの方法で，もっと上手に共感しよう」と自分に言い聞かせ，自己決定してください。

⑫自己決定したところで，AさんはBさんに，そしてBさんはAさんに，「次は〇〇したいと思います」と，自己決定したことを互いに報告してください。

⑬今度は新しい相手とペアをつくり，もう一度②〜⑦に取り組みます。1回目よりも，話し手が満足できるように，チャレンジしてください。

⑭各自が「気づきノート」に2回目の結果を記入したうえで，この演習の感想を自由に記述してください。

［進行例］

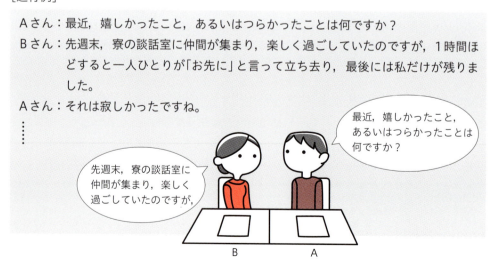

気づきノート「うまく共感するための秘訣」

所属：　　　　　　番号：　　　　　　　氏名：

演習名：共感

日付：　　　年　　　月　　　日

1回目（自分が共感したときの相手の反応）：

　　　3）とてもよくわかってもらえた　2）まあまあわかってもらえた　1）あまりわかってもらえなかった

2回目（自分が共感したときの相手の反応）：

　　　3）とてもよくわかってもらえた　2）まあまあわかってもらえた　1）あまりわかってもらえなかった

個人での気づき

グループでの気づき

全体での気づき

感　想

ワークシート「最近,嬉しかったこと/つらかったこと」

　最近,嬉しかったこと,もしくはつらかったことについて,2分間ほどで話せるように,メモを準備してください。

い　つ：_____

どこで：_____

なにが：_____

　　　　_____

どうだったか：_____

　　　　_____

（4）協働ワーク9「共感」のまとめ

　言葉だけにとらわれていると,相手の本当の感情を見過ごしてしまうことがあります。話すときの相手の語調や表情などにも注意を払いながら,想像力を働かせて聴くことが大切です。

　相手に言葉を返すときも,自分の語調や表情に注意する必要があります。「おつらいですね」という際に,「・・・・・・・」と単調に言ったり,「・・・・・・●」と語尾を強めたりせず,「・・・・・・－」と語尾を少し伸ばせば,優しい口調になります。また,笑顔で「おつらいですね」というと,冷淡に思われるかもしれません。不快な感情に共感するときは,笑顔を慎むほうがよいでしょう。

　振り返りの過程で得られる気づきの具体例を,ここで紹介しておきましょう。うまく共感するための秘訣として,次のようなものが挙げられます。

〈うまく共感するための秘訣〉
- 相手の立場になって考える。
- 話の脈絡から考える。
- 理解したつもりになると，感情の種類を間違ってしまう。
- まず相手の感情が快（プラス）か不快（マイナス）かを判断する。
- 相手の気持ちを理解しようとする姿勢が大切である。
- 相手の表情や口調からも感情を理解するようにする。
- 共感するためには，相手の話を自分のことのように聞き，感じることも大切である。
- 相手の感情を自然な言葉に置き換えることは難しく，日頃の豊かなボキャブラリーも必要である。
- etc

第2章 テクニックとスキル

Section II コーチングによる自己決定の支援

1 インナーゲームからコーチングへ

　効果的なコミュニケーションの方法や指導法のすべてを，**コーチング**と呼ぶ動きもあります。しかし，コミュニケーションの流れを今あるような形にまとめて，それをコーチングという名称で呼んだのはウィットモア(Whitmore J)であり，彼の著書によるとコーチングとは，質問をすることで相手から答えを引き出し，**自己決定**，自己解決，自己成長などを支援することなのです。

　コーチングの発端はウィットモアも述べているように，ガルウェイ(Gallwey WT)がテニスプレーヤーを養成するために注目した**インナーゲーム**です。インナーゲームとは選手自身の内面で行われるゲームのことであり，それは本能的に学習し，プレイしようとする自分(セルフ2)と，その自分に指示・命令を出して妨害する自分(セルフ1)との間で繰り広げられます。

　指示・命令をする自分は口うるさい上司に似ているとガルウェイは述べていますが，このインナーゲームをウィットモアは，アウターの対人コミュニケーションに置き換えました。そして，指示・命令をする代わりに質問をして，相手から答えを引き出そうとしたのです(図1)。

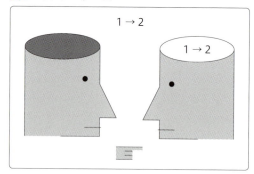

図1　インナーゲーム

2 質問をして答えを引き出す

　「何を質問するかは相手から返ってきた答えによる」とウィットモアは述べていますが，質問の流れをいくつかに整理することもできます。

　例えば，何かで困っている患者さんには，「どうしてそうなったと思われますか」と質問をして背景を考えてもらい，続いて「どうすればよいと思いますか」と質問して解決策を考えてもらいます。そして，答えが出てきたところで「じゃあ，そうしましょう」と言って，その答えを支持するのです。

　また，例えば，何かに迷っている患者さんには，「一方にした場合に，どうなりますか」と質問したうえで，「他方にした場合に，どうなりますか」と質問します。このように両方を十分にシミュレーションしてもらった後，「結局，どうしますか」と尋ねて，自己決定を引き出すのです。

　さらに，例えば目標達成を目指している患者さんであれば，「今まで，どのように努力してきましたか」「どれくらい目標に近づきましたか」などと質問して，これまでを振り

返ってもらいます。さらに「何が障害になっていますか」「今後，どうすればいいと思いますか」と質問をして，返ってきた答えを支持するのです。

3 ティーチングとコーチングの使い分け

　コーチングは万能薬でもなければ，魔法のコミュニケーションでもありません。コーチング発祥の地であるスポーツ界でも，「ビギナーには**ティーチング**，ベテランにはコーチング」といわれており，両者を使い分けるのが常識となっています。

　「やったことがない」「まったく自信がない」「どうすればよいかわからない」という，依存した患者さんもいます。このような自立度の低い患者さんにまで，「どうすればいいと思いますか」と質問しても，妥当な答えは返ってきません。それよりも「……しましょう」「……してください」などと適切に**指示**を出して，基本的なことを伝えるほうが優先されるのです。また，危機対処時にもコーチングは役に立たず，テキパキと指示を出すことが求められます。ただし，いつまでも指示を出し続けると，患者さんは指示待ちになります。

　また，「やったことはある」「まだ自信がない」「少し自己解決できる」という，半依存の患者さんもいます。やり方を少し覚えてきた半依存の患者さんには，「……されてはいかがですか」と**助言**するほうがよいでしょう。助言に従うか否かは，患者さんの気持ち次第です。助言は指示と同様に答えを教えますが，指示よりも助言のほうが本人の主体性を尊重したかかわり方なのです。

　指示や助言でかかわるうちに，やがて患者さんは自分で解決策を考えることができるようになります。「何度かやったことがある」「おおよそ自信がある」「ほぼ自己解決できる」という半自立の患者さんには，もはや答えを教える必要はなく，いよいよコーチングの出番です。「どうすればいいと思いますか」という開かれた質問をして，答えを考えてもらいます。そして，妥当な答えが返ってきたところで，「じゃあ，そうしましょう」と言って，本人の自己決定を支持すればよいのです。

　このように患者さんの自立度に応じて，指示と助言とコーチングを使い分けることにより，「いつもやっている」「自信がある」「完全に自己解決できる」という，自立した状態に至ります。ティーチングとコーチングを使い分けることにより，**自立支援**も可能となるのです(図2)。

図2　ティーチングとコーチングの使い分け

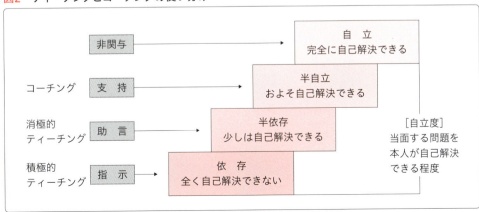

なお，病気のために思考能力が低下もしくは崩壊している人には，精神科の治療が優先されます。また，心理的な原因で日常生活に支障をきたしている人には，臨床心理学に基づくカウンセリングが必要となるでしょう。結局，患者さんの状態や場面によって，コーチングを含むさまざまなアプローチを，うまく使い分けていくことが，何よりも大切なのです。

👥 協働ワーク ⑩ 指示　目隠しして作業をする人に指示を出す

目的：うまく指示を出すことができる。
目標：1回目よりも2回目のほうが，作業を早く終わらせることができる。

（1）ねらい

　本人の主体性を尊重することが大切であり，そのために**非指示的**にかかわらなければならないと，思い込んでいる人もいるでしょう。しかし，例えば初心者のように，本人の自立度が低く，抱えている問題をまったく自己解決できない人にまで，非指示的にかかわってもうまくいきません。自立度の低い**依存**の人には，「……しましょう」とか「……してください」と，うまく**指示**を出すことも必要となります。そうすることで，問題解決のための基本を覚えてもらい，やがては依存から脱してもらうのです。

　患者さんに対しても，指示なしでは仕事が成り立たないほど，看護師は頻繁に指示を出しています。そうであるならば，非指示的なかかわり方だけではなく，指示の出し方も学ぶべきでしょう。指示を出したからではなく，指示の出し方が下手だから，トラブルが起きていることも多いのです。指示の出し方を改善すれば，業務は大幅に改善するはずです。

　ここで紹介するワークでは，相手に目隠しをしてもらうことで，依存状態になってもらいます。そして，言葉のみで指示を出して，作業を支援しながら，効果的な指示の出し方を学ぶワークです。相手に指示を受け入れてもらい，スムーズに作業を完成させることができれば，指示が適切だったといえるでしょう。逆に，作業がはかどらなかったり，指示を受け入れてもらえなかったりするならば，指示の出し方を見直す必要があります。

（2）準備

[参加人数]

　2人一組のペアで実施します。2人以上であれば，何人でも同時に体験することができます。もしも参加者が奇数の場合には，一組だけ3人となります。

[所要時間]

　振り返りの時間を挟んで二度行うとして，60分ほどです。

[会場]

　机と椅子がある場所であれば，どこでも実施できます。ただし，折りたたみ式の小テーブル付き椅子を使用する会場での実施は困難です。また，グループでテーブルを囲み，気づきを分かち合う場合，階段教室のように机と椅子が動かせない会場では不都合となります。

［必要物品］

❶目隠しをするもの（アイマスク，ヘアバンド，スポーツタオルなど）を1人1つずつ，❷片面だけに数字とアルファベットがランダムに並んだハガキほどの大きさ（A6〜B6判）の作業カード(図3)を1人1枚ずつ，❸気づきノート(p91)を1人1枚ずつ，❹ストップウォッチを各ペアに1つずつ。参加人数が多くて，各ペアにストップウォッチを用意することができない場合には，現物投影機（OHC）を使ってストップウォッチをスクリーンに映すことで対応可能，❺気づきノートに記入するために筆記用具も各自必要です。

（3）すすめ方

① 2人一組で着席し，AさんとBさんを決めます。3人一組ではCさんまで決めてください。

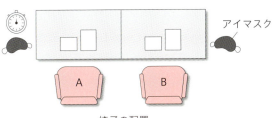

椅子の配置

② AさんとBさんは，それぞれに1枚の作業カードを適当に破りながら，3枚の紙切れを作ります(p88)。3人一組のところのCさんは作業カードを破らず，しまっておいてください。

③ Bさんは自分の3枚の紙切れを，Aさんに渡してください。Aさんは自分のものと合わせた計6枚の紙切れを，十分にかき混ぜてください。

④ 合図とともに，Bさんは目隠しをします。Bさんの目隠しが完了したところで，Aさんは6枚の紙切れをすべて重ねてBさんの手元に置き，ストップウォッチをスタートさせてください。そして，Aさんは「……しましょう」「……してください」と指示を出しながら，Bさんに2枚の作業カードを再現させます。6枚の紙切れをジグソーパズルのように組み合わせれば，作業は完成です。

⑤ 作業が完成したら，AさんはBさんに完成を伝え，ストップウォッチを止めます。そして「気づきノート」(p91)に1回目のタイムを記録してください。Bさんは目隠しを外して，でき栄えを確認してください。制限時間は5分です。タイマーを押して開始します。

⑥ 作業が途中でも，5分が経過したところでAさんはストップウォッチを止めて，Bさんは作業を中断してください。

⑦ AさんとBさんは役割を交代して，③〜⑥にもう一度取り組んでください。3人一組では，BさんがCさんに指示を出し，Cさんが目隠しをして作業をします。

⑧ Bさんも指示役を体験したところで，1人で3分間ほど振り返ります。「作業を早く完成させるための秘訣」を思いつく限り，「個人での気づき」に箇条書きしてください。

⑨ 3分が経過したところで，さきほどのペアに戻ります。複数のペアが同時に体験した場合には，3〜4人一組のグループをつくり，進行役を1人決めてください。そして，5分間ほどかけて，互いの気づきをグループ内で報告し合います。自分が気づかなかったことで他の人が気づいたことは，各自がメモを取り，箇条書きを増やしてください。

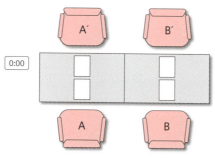

椅子の配置

⑩たくさんの気づきが得られたところで，作業を早く終わらせるうえで特に大切だと思うものを各自が選び，アンダーラインを引きます。そして，「次はこの指示の出し方で，作業を早く終わらせよう」と自分に言い聞かせ，自己決定してください。

⑪自己決定したところで，AさんはBさんに，そしてBさんはAさんに，「次は〇〇したいと思います」と，自己決定したことを互いに報告してください。

⑫もう一度③～⑦に取り組みます。3人一組のところは，最初にCさんの指示のもとにBさんが目隠しをして作業をし，次のBさんの指示のもとにAさんが目隠しをして作業をしてください。それぞれが1回目よりも，相手の作業を早く終わらせるように，チャレンジしてください。

⑬各自が「気づきノート」に2回目のタイムを記入したところで，このワークの感想を自由に記述してください。

[進行例]

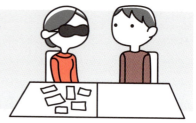

Aさん：まずは6枚をすべて，横に並べてください。
Bさん：こうですか？
⋮

図3　作業カードの例

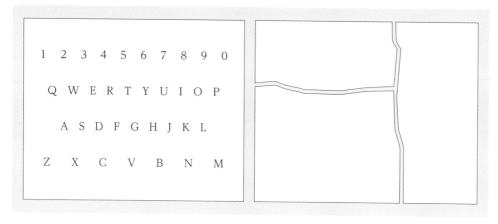

協働ワーク10：作業カードの例

＊ハサミで切って使用できます。

1 2 3 4 5 6 7 8 9 0

Q W E R T Y U I O P

A S D F G H J K L

Z X C V B N M

1 2 3 4 5 6 7 8 9 0

Q W E R T Y U I O P

A S D F G H J K L

Z X C V B N M

協働ワーク10：作業カードの例（裏面）

気づきノート「作業を早く完成させるための秘訣」

所属：	番号：	氏名：

演習名：指示	日付：　　年　　月　　日

1回目のタイム：　　分　　秒　　　2回目のタイム：　　分　　秒

個人での気づき

グループでの気づき

全体での気づき

感　想

（4）協働ワーク10「指示」のまとめ

　実際に体験してみると，指示も意外と奥が深いことに気づきます。

　指示を出すときに特に大切なのは，相手に納得してもらい，**同意**してもらうことです。納得できない指示を受けたとき，人は指示を無視するか，嫌々従うだけです。指示に嫌々従ってもらっても，良い結果は期待できません。したがって，納得してもらえるように，指示の理由を伝えなければならないのです。「とやかく言わずに，言われたとおりにしてください」というのが，最も効果のない指示の出し方です。

　また，「一度しか言いませんよ」という指示の出し方も，差し控えるべきです。「一度しか言いません」と言われれば，怖くて質問できなくなります。そして，わからないままで行うと，失敗する危険性が高まります。「なんなりと質問してください」「欲しい情報があったらリクエストしてください」と言いながら，質問しやすい雰囲気をつくって指示を出すべきです。つまり，指示を出すときも一方通行ではなく，双方向が望ましいのです。

　振り返りの過程で得られる気づきの具体例を，ここで紹介しておきましょう。

〈作業を早く完成させるための秘訣〉
・迷いながら指示は出さない。堂々とした態度で指示を出す。
・「もうちょっと…」などの曖昧な表現は避けて，具体的に指示する。
・相手の癖もしくは傾向をふまえて，指示を出す。
・「そのとおりです」とか「いきすぎました」と伝えることで，フィードバックする。
・一度にたくさんの指示を出さず，1つずつ伝える。
・先の先まで指示すると混乱を招く。
・指示に納得してもらえるように，理由も伝える。
・理解できているか確認する。
・わからないことは質問してもらう。
・etc

協働ワーク 11 助言 目隠しなしで作業する人にアドバイスする

目的：うまく助言することができる。
目標：1回目よりも2回目のほうが，助言効果が改善する。

（1）ねらい

　はじめはまったく自己解決することができず，依存の状態にあった人も，指示に従いながら問題を解決していくに従い，徐々に**半依存**の状態へと移っていきます。少しやり方を覚えてきたこの段階は，自立に向けてさらに成長するか，せっかく出てきた成長の芽を摘まれて依存してしまうかの分かれ目です。

　半依存の人にまで，いつまでも指示を出し続けると，成長の妨げになります。「……しましょう」「……してください」と指示を出すのではなく，もう少し本人の主体性を尊重しながら，「……してはいかがですか」と**助言**するほうがよいでしょう。

　助言に従うか否かは基本的に，本人の気持ち次第です。そうすると，本人の関心を無視して助言すると，助言も無視されることになり，空振りに終わります。ここで紹介するのは，効果的な助言の仕方を学習するワークです。自分が相手の成長の妨げになるタイプか，自立に向かって育てていけるタイプかが，トレーニングを通してわかるはずです。

（2）準備

［参加人数］

　3人一組のペアで実施します。3人以上であれば，何人でも同時に体験することができます。もしも参加者が3の倍数でない場合には，一組か二組だけ4人となります。

［所要時間］

　振り返りの時間を挟んで二度行うとして，60分ほどです。

［会場］

　机と椅子がある場所であれば，どこでも実施できます。ただし，階段教室のように机と椅子が動かせない会場や，折りたたみ式の小テーブル付き椅子を使用する会場での実施は困難です。

［必要物品］

　❶片面だけに数字とアルファベットがランダムに並んだハガキほどの大きさ（A6～B6判）の作業カード（図4）を1人1枚ずつ，❷記録用紙を1人2枚ずつ，❸気づきノート（p96）を1人1枚ずつ，❹キッチンタイマー（複数のペアが一斉に体験する場合は会場に1つ。個別に体験する場合は各ペアに1つ），❺記録用紙と気づきノートに記入するために筆記用具が各自必要です。

（3）すすめ方

①3人一組となり，机を囲んで着席してください。Aさん，Bさん，Cさんを決めます。4人一組のところは，Dさんまで決めてください。

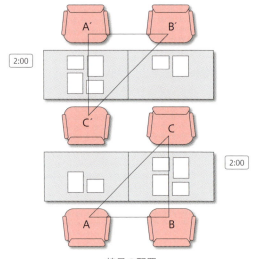

椅子の配置

② AさんとBさんとCさんは，各自が作業カードを適当に破りながら，5枚の紙切れをつくります(p95)。4人一組のところのDさんは，作業カードを破らず，しまっておいてください。

③ Aさんは手元に合計15枚の紙切れを集めて，十分にかき混ぜてください。そして，合図とともに，すべての紙切れをBさんに渡してください。

④ Bさんは(指示のときのように目隠しをせずに，よく見ながら)，15枚の紙切れをジグソーパズルのように組み合わせて，3つの作業カードを再現します。Aさんは助言者となり，Bさんの作業を見ながら「……したらどうですか」と助言します。Cさんは記録係となり，Aさんが助言をするたびに，記録用紙(p99)の数字に丸(○)をつけて，その助言にBさんが従えば丸の上に斜線(/)を引いてください。Aさんが同じことを繰り返して言えば，そのたびに丸は増えていきます。Bさんが「わかりました」と返事をしても，助言の通りに作業をしなければ，斜線は引きません。助言に従ったか否かが微妙なときは，Cさんの判断に任されます。制限時間は2分です。タイマーを押して開始します。

⑤ 2分が経過し，タイマーが鳴ったところで，Bさんは作業を中断してください。記録係のCさんは助言回数と受け入れ回数を数えて，助言効果(受け入れ回数÷助言回数)を求めます。そして，助言回数，受け入れ回数，助言効果を記入した記録用紙を，Aさんに渡してください。

⑥ 次はBさんが助言者，Cさんがプレーヤー，Aさん(4人のところはDさん)が記録係となり，③〜⑤を繰り返してください。

⑦ 最後にCさんが助言者，Aさん(4人のところはDさん)がプレーヤー，Bさん(4人のところはAさん)が記録係となり，③〜⑤を繰り返してください。

⑧ 各自が「気づきノート」(p96)に1回目の助言効果を記入し，1人で3分間ほど振り返ります。「助言回数を増やすのではなく，助言効果を高める秘訣(受け入れてもらえるような助言の方法)」を思いつく限り，「個人での気づき」に箇条書きしてください。

⑨ 3分が経過したところで，さきほどの3人一組のグループに戻り，進行役を1人決めてください。そして，5分間ほどかけて，互いの気づきをグループ内で報告し合います。自分が気づかなかったことで他の人が気づいたことは，各自がメモを取り，箇条書きを

増やしてください。

⑩複数のグループが同時に体験した場合には，グループ内で報告された気づきをすべてのグループに対して，進行役が発表します。他のグループから報告された気づきの中で，自分たちのグループからは出なかったことがあれば，各自がメモを取り，箇条書きを増やしていきます。

⑪たくさんの気づきが得られたところで，特に大切だと思うものを各自が選び，アンダーラインを引きます。そして，「次はこの方法で助言し，1回目より助言効果を高めよう」と自分に言い聞かせ，自己決定してください。

⑫自己決定したところで，「次は○○したいと思います」と，自己決定したことをグループ内で互いに報告してください。

⑬新しい記録用紙を用意して，もう一度③〜⑦に取り組みます。4人一組のところでは，D，A，Bの順で助言者となり，A，B，Cの順でプレーヤーとなり，B，C，Dの順で記録係となります。1回目に助言効果が「1」でなかった人は，1に近づけるように努力してください。1回目に助言効果が「1」だった人は，「1」をキープするように努力してください。もちろん，相手の自立度が高くて四角形が3つとも完成すれば，助言回数が「0」でも構いません。

⑭各自が「気づきノート」に2回目の助言効果を記入したうえで，このワークの感想を自由に記述してください。

[進行例]

Aさん：まずはすべて，表を向けてください。
Bさん：え？
⋮

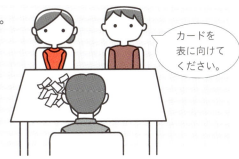

図4　作業カードの例

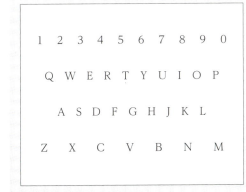
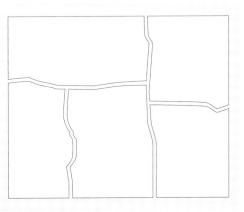

気づきノート「助言効果を高める秘訣」

所属：	番号：	氏名：	
演習名：助言トレーニング		日付：　　年　　月　　日	

1回目の助言効果	2回目の助言効果

個人での気づき

グループでの気づき

全体での気づき

感　想

協働ワーク11：作業カードの例

＊ハサミで切って使用できます。

1 2 3 4 5 6 7 8 9 0

Q W E R T Y U I O P

A S D F G H J K L

Z X C V B N M

1 2 3 4 5 6 7 8 9 0

Q W E R T Y U I O P

A S D F G H J K L

Z X C V B N M

協働ワーク11：作業カードの例（裏面）

助言観察記録　1回目

1. 助言がなされるたびに，数字を○で囲んで行ってください。

   【記入例】　① ② ③ ④ ⑤ 6 7 8 9 10

2. もしも助言が受け入れられたら，囲んだ○に斜線を引いてください。

   【記入例】　①̸ ②̸ ③ ④̸ ⑤ 6 7 8 9 10

3. 受け入れ回数を助言回数で割ることで，助言効果を求めてください。

1 2 3 4 5 6 7 8 9 10	助言者：	
11 12 13 14 15 16 17 18 19 20	記録係：	
21 22 23 24 25 26 27 28 29 30	a. 助言回数	
31 32 33 34 35 36 37 38 39 40	b. 受け入れ回数	
41 42 43 44 45 46 47 48 49 50	c. 助言効果 = b/a	

助言観察記録　2回目

1. 助言がなされるたびに，数字を○で囲んで行ってください。

   【記入例】　① ② ③ ④ ⑤ 6 7 8 9 10

2. もしも助言が受け入れられたら，囲んだ○に斜線を引いてください。

   【記入例】　①̸ ②̸ ③ ④̸ ⑤ 6 7 8 9 10

3. 受け入れ回数を助言回数で割ることで，助言効果を求めてください。

1 2 3 4 5 6 7 8 9 10	助言者：	
11 12 13 14 15 16 17 18 19 20	記録係：	
21 22 23 24 25 26 27 28 29 30	a. 助言回数	
31 32 33 34 35 36 37 38 39 40	b. 受け入れ回数	
41 42 43 44 45 46 47 48 49 50	c. 助言効果 = b/a	

助言観察記録（裏面）

（4）協働ワーク11「助言」のまとめ

　相手の自立度が高くて作業が順調に進めば，見守るだけで終わることもあり，そうすると助言回数は0となります。逆に，相手の自立度が低くて，作業が進まなければ，自ずと助言回数は増えることになります。

　ただし，相手の自立度と関係なく，助言回数の多い人もいます。口出しをしないと気が済まない人，相手に任せられない人，待つことのできない人などです。

　助言回数の多い人の助言の仕方を聞いていると，「まずはこれ！　次はあれ！」と，矢継ぎ早に指示を出している人がいます。さらには，指示ではなくて手を出してしまい，代行する人もいるのです。細かく指示を出したり，代行したりすれば，「代わりにやってもらえるから，できなくても構わない」と相手は思ってしまい，依存するだけなのです。

　助言しなければならないと思い込み，一生懸命に助言した結果，助言回数が増えた人もいるでしょう。しかし，指示（p86）の目隠しをした相手に比べると，助言の相手は自分で作業することができるのであり，はるかに自立度が高いはずです。そのような相手にまで，依存した相手と同様に，最初から細かく指示を出してしまえば，相手の成長を阻むことになるのです。

　助言トレーニングでは助言の回数ではなく，助言の効果が大切です。どれだけ多くの助言をしても，それが相手の役に立たなければ，意味がありません。逆に，たった1回の助言でも，それが相手の作業を大きく進展させることもあるのです。

　振り返りの過程で得られる気づきの具体例を，ここで紹介しておきましょう。

〈助言効果を高める秘訣〉

・最初から助言せずに，まずは見守る。

・手を出して代行しない。

・自分でやれるところまでは自分でやってもらう。

・指示や命令調の言葉は避けて，提案するような言い方をする。

・相手の関心を無視した助言は空振りに終わりやすい。

・相手が困っているときのみ，助言する。

・相手のやり方に則して助言する。

・「……なので，〜〜してはいかがですか」と，助言の理由も伝える。

・助言を無視されても不快にならず，冷静に受け止める。

・etc

協働ワーク 12 コーチング 質問をして答えを考えてもらう

目的：うまく質問することで，相手の思考を助けることができる。
目標：「とてもよく考えることができた」と相手に思ってもらえる。

（1）ねらい

　ここでいう**コーチング**とは，質問をして相手に答えを考えてもらい，自己決定や自己解決をサポートするコミュニケーションの方法です。

　指示や助言によるティーチングにもとづき，問題解決の経験を重ねるに従い，依存や半依存の人も，やがて**半自立**へと成長していきます。半自立の人は，答えを教えてもらわなくても，質問をされれば自分で答えを考えることができます。

　私たちが日常会話のなかで何気なくいっている質問にも，2つのタイプがあります。1つは，答え方が決まっている**閉ざされた質問（選択式質問）**で，例えば，「朝食は食べましたか？」「お歳はおいくつですか？」「どちらにお住まいですか？」などです。もう1つは自分で考えながら自由に答えられる**開かれた質問（自由回答式質問）**で，例えば「あなたの目標は何ですか？」「どうすれば達成できますか？」などです。

　相手に答えを考えてもらうためには，開かれた質問をしなければなりません。そして，妥当な答えが返ってきたところで，「じゃあ，そうしましょう」と伝え，その答えを支持すれば，コーチングでかかわったことになるのです。

　ここで紹介するワークは，コーチングのロールプレイです。問題を抱えている相手に対して開かれた質問を駆使して，うまく答えが引き出せるように，トレーニングしましょう。

（2）準備

[参加人数]

　2人一組のペアで実施します。2人以上であれば，何人でも同時に体験することができます。もしも参加者が奇数の場合には，一組だけ3人となります。

[所要時間]

　話題を決めて，振り返りの時間を挟んで二度行うとして，60分ほどです。

[会場]

　椅子と机のある場所であれば，どこでも実施できます。ただし，グループでテーブルを囲み，気づきを分かち合う場合，階段教室のように机と椅子が動かせない会場では不都合となります。もしもテーブルがなく，椅子だけの会場であれば，クリップボードを利用して実施することもできます。

[必要物品]

　❶気づきノート（p107）を1人1枚ずつ，❷キッチンタイマー（複数のペアが一斉に体験する場合は会場に1つ。個別に体験する場合は各ペアに1つ），❸記録用紙と気づきノートに記入するために筆記用具が各自必要です。

　＊テーブルのない会場では，クリップボードも1人1枚ずつ用意します。

(3) すすめ方

①話題の例(表1)を参考にしながら，困っていること，迷っていること，あるいは目標のいずれかを，各自が決めてください。深刻すぎる話題はふさわしくありません。誰にでも話せる話題にしてください。

②2人一組で着席し，AさんとBさんを決めます。3人一組のところはCさんまで決めてください。
そして，AさんとBさんは90度法で着席します。

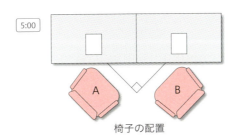

椅子の配置

③まずは，Aさんがコーチ役です。Aさんはコーチング・チャート1(図5)もしくはコーチング・チャート2(図6)を参考にしながら，Bさんに5分ほどのインタビューをします。

④Bさんは用意した話題を提供してください。5分が経過して，タイマーが鳴ったところで，途中でも中断してください。タイマーを5分間にセットして，タイマーを押して開始します。

⑤Bさんはインタビューされて，どれくらい考えることができたと思うかを，3点満点で評価して，Aさんに伝えてください。AさんはBさんによる評価を，「気づきノート」(p107)に記入してください。

⑥AさんとBさんは役割を交代して，③〜⑤にもう一度取り組んでください。3人一組では，BさんがCさんにインタビューします。

⑦各自が「気づきノート」(p107)を使い，1人で3分間ほど振り返ります。「うまく質問するための秘訣」を思いつく限り，「個人での振り返り」に箇条書きしてください。

⑧3分が経過したところで，さきほどのペアに戻ります。複数のペアが同時に体験した場合には，3〜4人一組のグループをつくり，進行役を1人決めてください。そして，5分間ほどかけて，互いの気づきをグループ内で報告し合います。自分が気づかなかったことで他の人が気づいたことは，各自がメモを取り，箇条書きを増やしてください。

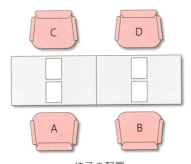

椅子の配置

⑧複数のグループが同時に体験した場合には，グループ内で報告された気づきを他のすべてのグループに対して，進行役が発表します。他のグループから報告された気づきの中で，自分たちのグループからは出なかったことがあれば，各自がメモを取り，箇条書きを増やしていきます。

⑨たくさんの気づきが得られたところで，うまく質問するうえで特に大切だと思うものを各自が選び，アンダーラインを引きます。そして，「次はこの方法で，もっとうまくインタビューしよう」と自分に言い聞かせ，自己決定してください。

⑩自己決定したところで，AさんはBさんに，そしてBさんはAさんに，「次は〇〇したいと思います」と，自己決定したことを互いに報告してください。

⑪今度は新しい相手とペアをつくり，もう一度②〜⑥に取り組みます。1回目よりも2回目のほうが，話し手が満足できるように，チャレンジしてください。

⑫各自が「気づきノート」に2回目の結果を記入したうえで，このワークの感想を自由に記述してください。

［進行例］

Aさん：こんにちは，いくつかお尋ねします。
Bさん：どうぞ，何なりと。
Aさん：最近，体調はいかがですか？
Bさん：すこぶる元気です。
Aさん：それはよかったですね。ところで，あなたが困っていること，あるいは目標は何ですか？
Bさん：朝，なかなか起きられないのです。
Aさん：どうしてそうなったと思いますか？
Bさん：遅くまでテレビをみているから。
Aさん：どうするのがよいと思いますか。
Bさん：夜の11時を過ぎたらテレビを消して床に入るのが，一番いいでしょうね。
Aさん：わかりました。じゃあ，そうしましょう。また，次回，経過をお聞かせください。

表1　話題の例

困っていること	迷っていること	目　標
●体重が増えて困っている ●お金が貯まらなくて困っている ●勉強がはかどらなくて困っている ●朝，起きられなくて困っている	●外食しようか，自炊しようか迷っている ●洋服にするか和服にするか迷っている ●引越ししようかどうか迷っている ●禁煙しようかどうか迷っている	●半年で6kg減量したいと思っている ●今年中に10万円貯めたいと思っている ●来週には学習発表したいと思っている ●資格試験に合格したいと思っている

図5　コーチング・チャート1

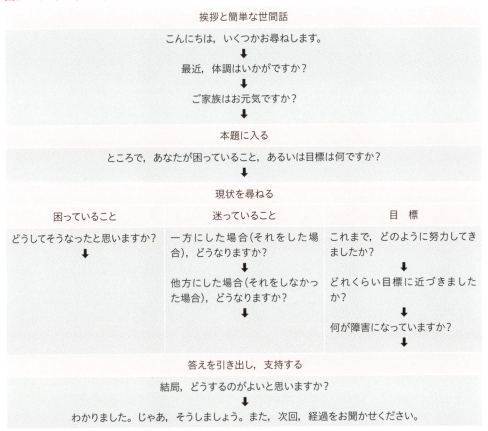

（諏訪, 2007）

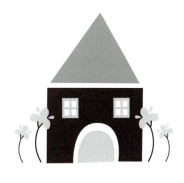

図6　コーチング・チャート2

オープニング
こんにちは，いくつかお尋ねします。

初対面での解氷
どのようなご職業ですか？

どれくらい，お続けですか？
etc

顔見知りへの解氷
最近，体調はいかがですか？

ご家族はお元気ですか？
etc

話題の転換
ところで…

課題を明確にする
あなたが困っていること，あるいは目標を，お聞かせ願いますか？

困りごと

これまでを振り返る
どのように努力してきましたか？

現状を考える
どれくらい解決しましたか？

困りごとの背景を考える
どうしてそうなったと思いますか？

その他に原因はないですか？

目標

これまでを振り返る
どのように努力してきましたか？

現状を考える
どれくらい目標に近づいていますか？

障害を明確にする
何が障害になっていますか？

その他に障害はないですか？

解決策を考える
今後，どうすればよいと思いますか？

その他に，よい方法はありますか？

ある

選択・統合する
Aをした場合に，どうなりますか？

Bをした場合に，どうなりますか？

ない

決心する
Aをした場合に，どうなりますか？

Aをしなければ，どうなりますか？

結局，どうされますか？

行動を計画する
何から始めますか？

いつから始めますか？

クロージング
わかりました。じゃあ，そうしましょう。また次回，経過をお聞かせください。

＊必要に応じていくつかの質問を省略したり，つけ加えたり，質問の順序を変えたりする。

気づきノート「うまく質問するための秘訣」

所属：　　　　　番号：　　　　　　氏名：

演習名：コーチング　　　　　　　　日付：　　　年　　　月　　　日

1回目の結果：自分がコーチングをしたときの相手の反応：

　　3）とてもよく考えることができた　2）まあまあ考えることができた　1）あまり考えられなかった

2回目の結果：自分がコーチングをしたときの相手の反応：

　　3）とてもよく考えることができた　2）まあまあ考えることができた　1）あまり考えられなかった

個人での気づき

グループでの気づき

全体での気づき

感　想

（4）協働ワーク12「コーチング」のまとめ

　ワークでは「あなたが困っていること，あるいは目標は何ですか？」と質問しましたが，実際のコーチングでは話題を限定して質問をするほうが，うまくいきます。「薬の飲み忘れを防ぐには，どうすればいいと思いますか」とか「転倒を防ぐためには，どうすればいいと思いますか」などと具体的に質問するほうが，思考を集中してもらうことができ，話題の分散を防ぐことになります。

　コーチングの対象となる人は自立度の高い人であり，本来は自分で解決策を考えることができます。そのために，「どうしたらいいと思いますか」「あなたはどうしたいのですか」などと質問すると，すぐに妥当な答えが返ってくるのです。

　ところが，実際にコーチングを試してみると，答えが返ってこないこともあります。自分が「どうすればいいと思いますか？」と尋ねると，「さあ。どうしたらいいか，教えてください」と，相手からお願いされてしまうこともあるのです。

　そのようなとき，「これはコーチングだから教えられません」などと，融通の利かない対応をする必要はありません。「この人にコーチングは早過ぎた」「半自立ではなく半依存だった」と考え直して，「それでは，私の考えを1つ，お話してもいいですか」と確認したうえで，助言に切り替えても構わないのです。「……されてはいかがですか」と助言して，本人が「なるほど。ぜひ，そうしてみたいと思います」と納得すれば，何の問題もありません。

　ただし，助言に切り替えてみると，「それはうまくいかないと思います」とか「それは試したけれどダメでした」と，反論されることもあります。相手が反論してきたら，「それでは，どうするのがよいと思いますか」と質問し，またコーチングに戻せばいいのです。このように，コーチングと助言は行ったり来たりすることもあり，両者を併用しないとうまくいかないことも珍しくありません。

　いずれにしても，相手を依存させるわけにはいきません。依存させないためには，相手の自立度に応じて，ティーチング（指示や助言）とコーチング（支持）をうまく使い分けながら，本人に任せてよい問題を徐々に増やしていくことが大切です。そうすることで，「いつもやっている」「自信がある」「完全に自己解決できる」「任せてほしい」という，**自立**の状態を最終的には目指すべきでしょう(図2参照)。

　振り返りの過程で得られる気づきの具体例を，ここで紹介しておきましょう。

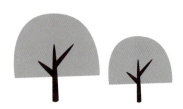

〈うまく質問するための秘訣〉

・最初から本題に入らず，まずは世間話で互いにリラックスする。

・早く終わらせようとして，矢継ぎ早に質問しない。

・相手が十分に考えて答えたら，次の質問にいく。

・「他に思い当たる原因はないですか」「他に思いつく解決策はないですか」と質問し，相手に十分に考えてもらう。

・1つの質問の流れにとらわれず，流れを自在に変えてみる。

・相手が答えているときは，うなずき，相づち，繰り返しなどを示して，自分の熱意を伝える。

・相手の答えを要約してから，次のステップにいくとよい。

・妥当な答えが返ってきても，さらに「何から始めますか」「いつから始めますか」と質問し，行動計画を立ててもらう。

・etc

第2章　テクニックとスキル

Section Ⅲ　患者理解と言葉かけ

1　聞くと聴く

　患者さんの言葉を受け取る際には，2通りの受け取り方があります。1つが「聞く」であり，もう1つは「聴く」です。この2つの受け取り方は，漢字が違うように，その意味も異なります。一方の「聞く」では，患者さんの言葉をそのまま，額面通りに受け取ります。それに対して，他方の「聴く」では，「行間を読む」という表現があるように，言葉の奥にある患者さんの気持ちにまで耳を傾けるのです。

　言葉を額面通りに受け取っていては，表面的なコミュニケーションになってしまいます。言葉の奥にある患者さんの気持ちに耳を傾けて，その気持ちに言葉を返すことにより，コミュニケーションは深まっていくのです。

　言葉の奥にある患者さんの気持ちは，語調にあらわれる準言語や，表情，目線・視線，動作・姿勢，装い，距離などの非言語から読み取ることができます。

単独ワーク④　言葉の奥に本心のある患者

　次のケースＡとケースＢに対して，自分であればどのような言葉を返しますか。各ケースの□の中に，自分のセリフを書いてみてください。

〈ケースＡ〉

　いつも物静かな初老のＡさんは，陽気なあなたに対して，「若い人はいいね。いつも元気で」と，少々語気を荒くして言いました。あなたはＡさんに対して，どのような言葉を返しますか？

〈ケースＢ〉

　障がい児の母親であるＢさんは，ある日，「あなたはご立派で，さぞやご両親にとって，ご自慢のお子さんなんでしょうね」と，浮かぬ顔をしてあなたに言いました。あなたはＢさんに対して，どのような言葉を返しますか？

（▶解説はp114）

2 対決と受容

対決では，見方や考え方が同じになることを目指します。そのために徹底的に話し合い，それでも同じにならなければ，相手を排除することになるのです。それに対して**受容**では，同じになることを目指しません。見方や考え方が異なるのは当然のことだと考えて，異なる相手と共存しようとするのです。

同質性の高い社会で長く暮らしていると，同じことを良いことだと思い，同じになることを目指しがちです。しかし，さまざまな人が共に暮らす多様性の高い社会では，いちいち対決しているわけにもいかず，共存を目指して受容することが重要となります。

看護の現場では，病気や障害のために，不可解な言動を示す患者さんもいます。そのような患者さんと対決していては，患者さんも納得せず，援助がすすまなくなります。患者さんの言動を受容し，付き合いながら，機転を利かせて納得してもらうことが大切です。

👤 単独ワーク ⑤ 不可解な言動を示す患者

次のケースCとケースDに対して，自分であればどのような言葉を返しますか。各ケースの◯◯の中に，自分のセリフを書いてみてください。

〈ケースC〉

認知症と診断されたCさんは，5年前に配偶者が亡くなったことを理解できず，「夫に連絡してほしい」とあなたに頼みました。あなたはCさんに対して，どのような言葉を返しますか？

〈ケースD〉

Dさんには著しい記憶障害があり，つい先ほどのことも覚えていません。今も食事を済ませたばかりなのに，「ご飯はまだ？」とあなたに尋ねてきました。あなたはDさんに対して，どのような言葉を返しますか？

（▶解説はp114）

3 励ましと共感

　がんばって手術を受けて，社会復帰しようとしている患者さんに，「がんばらなくてもいいですよ」と言うと，患者さんはがっかりするでしょう。がんばろうとしている患者さんには，「がんばりましょうね」「がんばってくださいね」などと言って，その気持ちに付き添うほうがよいでしょう。

　ただし，このような励ましの言葉は，毒にも薬にもなります。特に，ひどく塞ぎ込んでいる人，心身の限界に達している人，うつ病が疑われる人などには，励ましの言葉が毒になり，その気持ちを追い詰めることにもなりかねません。これらの患者さんには，話に耳を傾けながら共感することで，その気持ちに理解を示し，気持ちに寄り添うことが大切なのです。

👤単独ワーク ⑥　ひどく塞ぎ込んでいる患者

　次のケースEとケースFに対して，自分であればどのような言葉を返しますか。各ケースの□の中に，自分のセリフを書いてみてください。

〈ケースE〉

　2年前から寝たきりとなったEさんは，近頃，ひどく塞ぎ込むようになり，「もう死にたい」とあなたに訴えています。あなたはEさんに対して，どのような言葉を返しますか？

〈ケースF〉

　一人暮らしのFさんは，まじめで几帳面な性格で，規則正しい生活を送ってきました。ところが，可愛がっていたペットの猫が死んでからは，毎日が憂うつで，生活のリズムも乱れてしまったようです。このままではよくないと，Fさんも焦っているようですが，「何もする気が起こらない」とのことです。あなたはFさんに対して，どのような言葉をかけますか？

（▶解説はp118）

4 ティーチングとコーチング

「……しましょう」とか「……してください」という**指示**を出したとしても，あるいは「……されてはいかがですか」と**助言**したとしても，強制するわけではなく，本人の意思に任されているのであれば，決して**自己決定権**を侵害したことにはなりません。そして，看護師の指示や助言によって，患者さんがその気になれば，なんの問題もないのです。

ところが，指示や助言をしても，「でもなー」という返事が戻ってきて，結論が出ないこともあります。そのようなときには，**ティーチング**から**コーチング**に切り替えて，対応することもできます。つまり，「もしも……した場合，どのようなことが考えられますか」と質問し，さらに「もしも……しなかった場合，どのようなことが考えられますか」と質問します。このように，両方の場合のことを十分にシミュレーションしてもらったうえで，「結局，どうしますか」と質問して，自己決定を引き出すのです。

ただし，本人にしか責任を負うことができないような問題には，安易に指示や助言を行うべきではありません。特に，本人の人生を大きく左右するような問題には，最初からコーチングでかかわり，自己決定を支援しなければならないのです。

👤単独ワーク 7 自己決定に迷っている患者

次のケースGとケースHに対して，自分であればどのような言葉を返しますか。各ケースの　　の中に，自分のセリフを書いてみてください。

〈ケースG〉

高齢で一人暮らしのGさんは，配偶者に先立たれてから話し友達が欲しくなり，公民館の集いに関心をもっています。しかし，もともと人づき合いが苦手なために，参加しようかどうか迷っているようです。あなたはGさんに対して，どのようにかかわりますか？

〈ケースH〉

妊娠20週目のHさんは，胎児診断で重い障害がみつかり，子どもを人工流産しようか否か，家族とともに迷っています。Hさんにとっては初めての妊娠であり，家族が皆で出産を楽しみにしていたとのことです。あなたはHさんに対して，どのようにかかわりますか？

（▶解説はp118）

●単独ワーク４の解説

〈ケースＡ〉の解説

　Ａさんは語気を荒くして言ったのであり，そうするとＡさんの言葉の奥にある気持ちは，怒りだということがわかります。怒っているＡさんに対して言葉を返すとすれば，「騒がしかったですか」「申し訳ありませんでした」と言うしかありません。

〈ケースＢ〉の解説

　Ｂさんは浮かぬ顔で言ったのです。つまり，沈んだ暗い表情だったのであり，そうすると，単にあなたのことを褒めたわけではありません。「ありがとうございます」とか「私なんて，たいしたことありません」と言った後で，「ところで，お子さんのことで何かありましたか」と質問し，援助につなげていくことが大切です。

●単独ワーク５の解説

〈ケースＣ〉の解説

　「５年前に亡くなられましたよ」と指摘されても，Ｃさんは思い出すことができません。したがって，まだ生きていることを前提として，「わかりました。ご用件はなんですか？」と伝えます。そうすると，「夕飯を家で食べるのか，知りたい」など，配偶者が生きていれば理解できるような内容が返ってくるでしょう。そこで，「ご主人は帰りが遅くなるので，心配しなくていいと，おっしゃっていましたよ」などと，機転を利かせて納得してもらうことになります。

〈ケースＤ〉の解説

　Ｄさんには著しい記憶障害があるため，動かぬ証拠を示しても理解できません。そこで，まだ食べていないことを前提にして，「今，ご用意していますから，もう少しお待ちください」と伝えます。いったん納得しても，納得したことを直ぐに忘れてしまい，再び同じことを尋ねてくることもあります。そのようなときにも，初めて聞いたような振りをして，同じ対応を繰り返すことになります。

単独ワーク ⑧ プロセス・レコードの作成

　まず，あなたが気になっている誰かとの会話を，1つ選んでください。そして，相手のプロフィールと会話の場面を簡単に記入してください。

　次に，その会話の流れがわかるように発話順に①②③……の番号を付けながら，「自分の言葉」と「相手の言葉」を思い出せる限り，具体的に記入していきます。もしも，言葉以外の方法（語調，動作，表情など）でメッセージのやり取りがあったならば，カッコ（　）でくくって記入してください。

　最後に，「自分の言葉」と「相手の言葉」を振り返り，自分で気づいたことを「考察」に記入していきます。「考察」には，自分の言葉の技法名（要約，共感，指示，助言，コーチングなど），言葉の奥にある自分や相手の本音，望ましいと思われる自分の言葉などを考えて，記入してください。

プロセス・レコード（記入例）

報告者：鈴木花子	所属（番号）：123	日付：2019年7月7日

相手のプロフィール（個人が特定されないよう，プライバシーに配慮しながら簡潔に）と会話場面
　　特別養護老人ホームの入所者Sさん（女性，77歳）。食事の後の会話。

自分の言葉	相手の言葉	考　察
①今日はあまり召し上がりませんでしたね。		
	②ええ…。 （浮かない表情）	この表情を見逃さないことが大切。
③体調はいかがですか？お腹の具合は？		
	④大丈夫ですよ。	体調ではなく，もしかすると別の問題があったのかも。
⑤なるべく残さずに食べなくてはだめですよ。		このような指示的な言葉ではなく，相手を気遣う言葉のほうがよかった。
	⑥（黙っている）	

プロセス・レコードの記入用紙

報告者：　　　　　　　　所属（番号）：　　　　　　　　日付：　　　年　　月　　日

No.

相手のプロフィールと会話場面

自分の言葉	相手の言葉	考　察

第2章　テクニックとスキル

Ⅲ　患者理解と言葉かけ

●単独ワーク6の解説

〈ケースE〉の解説

　「もう死にたい」と思うほど，Eさんはひどく塞ぎ込んでいます。このようなEさんに対して，「そんなこと言わないでください」「がんばりましょうよ」と励ましても，その言葉は心に届かないでしょう。励ますのではなく，「2年も寝たきりだと，おつらいですよね」「私でよろしければ，お気持ちをお聞かせください」と言って，その言葉に耳を傾けながら共感的理解を示すことが，まずは求められます。

〈ケースF〉の解説

　真面目で几帳面な性格は，うつ病の病前性格として知られています。喪失体験をきっかけにして，生活のリズムが乱れてしまい，意欲が低下して焦っているFさんには，うつ病が疑われます。Fさんに「がんばってください」と励ましてしまうと，Fさんを追い詰めることになりかねません。励ますのではなく，「おつらいですよね」と共感したうえで，「専門家に相談しながら，少し休まれてはいかがですか?」と伝えるのがよいでしょう。

●単独ワーク7の解説

〈ケースG〉の解説

　Gさんに「私もご一緒しますから，参加しましょう」と指示を出しても，あるいは「参加されてはいかがですか」と助言しても，強制するわけではありませんので，問題はないでしょう。ただし，人づき合いの苦手なGさんは，納得しないかもしれません。そのようなときには，コーチングに切り替えます。「参加したとして，どうなりますか?」「参加しなかったとして，どうなりますか?」と質問することで，答えを考えてもらうのです。

〈ケースH〉の解説

　生まれてきた子どもに責任を負うのは，Hさんとそのご家族です。したがって，ティーチングで接するわけにはいかず，コーチングで自己決定を支援しなければならない典型的なケースです。「出産されたとして，どのようなことがご心配ですか?」と質問して，医療者からもさまざまに情報を提供しながら，十分に考えてもらいます。そして「では，ご家族ともよく相談されて，次回に結論をお聞かせいただけますか?」と伝えることになるでしょう。

第 3 章

人間関係とチームワーク

第3章　人間関係とチームワーク

Section I 患者やスタッフとの人間関係

1 好き嫌いの人間関係

　患者さんとの関係も，他の看護師や他職種との関係も，プライベートな関係ではなく，仕事を通して形成される役割関係です。ですから，目的に沿って自分の役割を淡々と遂行すれば，それでうまくいくはずです。しかし，実際には，私たちは仕事を通してさまざまな感情を抱くことになり，その結果，うまく役割を果たせなくなることもあるのです。

　人が人に対して抱く感情のことを，**対人感情**といいます。あこがれ，うらやみ，ねたみ，軽蔑など，対人感情にはさまざまなものがありますが，最も代表的なものは人に対する好き嫌いの感情です。人は，好きな人と仕事をするときは仕事が楽しみとなり，可能な限り相手の役に立とうとします。逆に，嫌いな人と仕事をするときは仕事のストレスが増し，最低限のやり取りに限定しようとします。好き嫌いの対人感情は，役割関係による仕事に大きな影響を及ぼすのです。

　では，どのようにして，人への好意や嫌悪が生じるのでしょうか。これまでのさまざまな研究を整理すると，およそ4つの要因に整理することができます。1つ目が**外見上の要因**であり，容姿の魅力的な人や身だしなみの整っている人に好意を抱くというものです。2つ目が**近接性の要因**であり，会えば会うほど好意を抱くというものです。3つ目が**類似性の要因**であり，類は友を呼ぶといわれるように，何かの共通点で好意を抱くというものです。4つ目が**相補性の要因**であり，自分に足らないものをもっている人に好意を抱くというものです。

　人間関係の初期段階では，外見上の要因と近接性の要因が強く働きます。そして，人間関係が深まり始めるころには，「外見よりも中身」が問われることになり，類似性の要因や相補性の要因が重要になってくるのです。

　私たちは意識のない機械の歯車ではなく，意識をもつ存在です。そして，快・不快を基調とする感情は人生の初期から体験することになる私たちの基本的な意識です。したがって，患者さん，他の看護師，他職種などに対してさまざまな感情を抱くのは，仕方がないのかもしれません。しかし，看護師は患者さんを好き嫌いで選べないのと同様に，共に働く他の看護師や他職種も好き嫌いでは選べません。たとえ嫌いな相手とでも，一緒に仕事をするのが職業人なのです。したがって，自分の感情に振り回されるのではなく，もう1つの意識である理性によって，自分の感情をうまく脇に置くことも，仕事をするうえでは必要となるでしょう。

単独ワーク⑨ インフォーマルグループの把握

　好き嫌いの人間関係を図に表したものを，**ソシオグラム**（図1）といいます。リーダー，サブリーダー，スタッフA，B，C，D，E，F，Gからなる1つのソシオグラムを，ここに示します。実線の矢印が好意を，点線の矢印が嫌悪を表します。このグループが抱える問題は何でしょう。また，その問題を解決するための方法を考えてみましょう。

図1　ソシオグラムの例

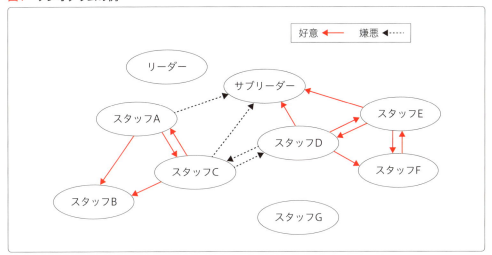

（▶解説はp122）

2　対人認知の偏り

　対人感情の背景にあるものとして，**対人認知**があります。つまり，人をどのように認知するかにより，人に対する感情も異なるのです。

　対人認知の中でも，自分から見た他者のことを**他者認知**といい，自分から見た自分のことを**自己認知**といい，そして他者から見た自分のことを**他己認知**といいます。ここでは，まず，他者認知と自己認知を取り上げます。

　都市型生活では，仕事として他者と接する機会が多くなります。そうすると，仕事をしているときにのみ，仕事上の役割を果たすために接するという，一時的・部分的な関係が中心をなします。それとは対照的に，今でも農村部や都市の下町では，仕事をしているときも，仕事から離れているときも，互いに接する機会が多く，恒常的・全人的な関係を見ることができます。

　人間関係が一時的・部分的になると，対人認知も一時的・部分的となりがちです。時間的な偏りとして，まず挙げられるのが**初頭効果**です。他者と出会ったときに抱く最初の第一印象が，その後の他者認知に大きな影響を及ぼすことを，初頭効果といいます。ところが，最初は無口でも，その後によく話すようになった人を，いつまでも「あの人は無口だ」とは言いません。つまり，今現在の在りようも，他者認知に大きな影響を及ぼしているのであり，この現在の影響のことを**親近効果**といいます。

●単独ワーク9「インフォーマルグループの把握」の解説

「問題はリーダーやスタッフGが孤立していることだ」と考える人がいます。しかし，集団や組織を見る際には，1本1本の木を見るのではなく，森全体を見ることが大切です。このグループ全体の特徴は，サブリーダー派と反サブリーダー派という2つのサブグループに別れており，両者が対立していることなのです。

このように，森全体の特徴を把握したところで，1本1本の木を見ていきます。この対立のキーパーソンを考えるのです。「サブリーダーがキーパーソンだ」と考える人もいますが，サブリーダーは一方的に好かれているか，嫌われているだけです。この問題に関して，能動的な役割を果たしているのは，スタッフCとDなのです。

「あの2人は仲が悪いのよ。アッハッハッ」と笑ってすませ，放置すると，問題が悪化し，仕事にも悪影響を及ぼしかねません。解決策に正解はありませんが，その一例として，CとDに面談をします。そして，「あなたたちの対立がグループ全体の対立へと発展しています。この問題をあなたたちの責任で，1カ月以内に解決してください」とお願いし，職業人としての成長を促すのです。

他者認知の部分的な偏りとしては，**ハロー効果**（後光効果）と**ステレオタイプ**を挙げることができます。ハロー効果とは何か優れた部分があると，その人の他の部分やすべてが優れていると考えてしまう傾向のことです。例えば，外見の美しい人を心も清らかだと思ってしまったり，学歴の高い人は人柄も優れていると思ってしまったりするのは，ハロー効果の例です。さらに，優劣は関係なく，特定の特徴を別の特徴と結びつけて認識してしまうこともあり，それをステレオタイプといいます。「眼鏡をかけている人はインテリだ」とか「日本の女性はおしとやかだ」というのは，ステレオタイプの例です。

これらの他者認知の偏りは，一時的・部分的にしか接しない相手の全体像を，できるだけ早く把握しようとするときに生じます。しかし，実際には異なることも珍しくなく，そのために決めつけてしまうと，人間関係がうまくいかないことにもなるのです。

自己認知における偏りは，他者認知に比べると生じにくいでしょう。なぜならば，自分自身に一時的・部分的にしか接しないということは，深刻なパーソナリティ障害でもない限り，考えにくいからです。しかし，自己認知に時間的な偏りが生じることもあります。例えば，高齢者は過去に偏り，若者は未来に偏る傾向はあります。それは，高齢者は過去の自分を振り返ることにより，また若者は未来を見つめることにより，今の自分を意味づけることができるからです。

自己認知における部分的な偏りも，生じることがあります。例えば，自分が抱えることになった特定の障害から，自分の人生のすべてがダメになってしまったと考えてしまうことがあり，このような**障害過大視**は部分的な偏りの一例です。

👤 単独ワーク ⑩ 20答法

自分から見た自分のことを自己といい，自己に関する自分の認知内容を**自己概念**といいます。自分の自己概念について，確かめてみましょう。次の「私は，」に続いて言葉を記入し，自分を説明する文章を20通り，完成させてください。

1) 私は，

2) 私は，

3) 私は，

4) 私は，

5) 私は，

6) 私は，

7) 私は，

8) 私は，

9) 私は，

10) 私は，

11) 私は，

12) 私は，

13) 私は，

14) 私は，

15) 私は，

16) 私は，

17) 私は，

18) 私は，

19) 私は，

20) 私は，

＊「対人認知の偏り」(p121) を読み，自分の自己認知の傾向について，考えてみましょう。

3 自己開示とフィードバック

例えば，自分のことを自分で「遠慮がちだ」と思っていても，他者からは「遠慮のない人だ」と思われていることがあります。このように，自分から見た自分（自己認知）と他者から見た自分（他己認知）とがズレていると，人間関係はうまくいきません。

この問題を整理し，解決策まで提示したのが，ジョセフとハリー（Joseph Luft and Harry Ingham）の考案した**ジョ・ハリの窓**です（Luft J & Ingham H, 1955）。それによると，自分には❶「自分も周りも知っている自分」，❷「自分は知らないが周りが知っている自分」，❸「自分は知っているが周りが知らない自分」，❹「自分も周りも知らない自分」の合計4つがあります（図2）。

これら4つの自分のうち，❶の自分は，ありのままの自分で周りと接し，周りからの誤解もありません。それに対して❷の自分は，無意識のうちに自分の意図とは別の影響を，周りに及ぼしています。また，❸の自分は周りと接する際に心の壁をつくっており，よそよそしく周りと接することになります。最後の❹の自分は，自分も周りも気づかないうちに，周りに何らかの影響を及ぼしているのです。そうすると，周りの人々と最も効果的にかかわっているのは❶の自分となり，この部分を拡大することが，周りとの関係性を改善することにつながるのです。

❶の自分を拡大するために必要となるのが，**フィードバック**と**自己開示**です。フィードバックとは，周りが知っている自分のことを，自分に教えてもらうことです。そうすることで，❷の自分を縮小し，❶の自分を拡大することができるのです。他方の自己開示とは，自分のことを周りに教えることです。そうすることにより，❸の自分を縮小し，❶の自分を拡大することにつながるのです。ただし，自分が知らないことは自己開示できず，周りが知らないこともフィードバックしてもらえません。つまり，自己開示とフィードバックでは❹の自分を縮小することができず，他の方法で発見するしかない謎の部分となります。

患者さんや同僚から評価を受けることには，心理的な抵抗を伴う人も多いと思います。しかし，それは周りからの貴重なフィードバックとなり，人間関係の改善や自己成長に役立てることができます。また，患者さんや同僚との間で業務の合間に交わす雑談は，ムダ

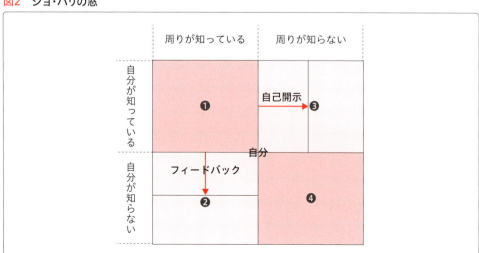

図2　ジョ・ハリの窓

話だと思われるかもしれません。しかし，雑談によって互いに私的な部分を自己開示すれば，相互理解や信頼関係を深めることにつながるのです。

4 基本的な構えと交流様式

どうしても心をオープンにできず，心を閉ざしたままで他者とかかわる人がいます。また，傲慢さが目立ち，いつも横柄な態度で他者とかかわる人もいます。これらの傾向があると，患者さん，他の看護師，他職種との関係がうまくいかないことは，いうまでもありません。

それでは，これらの傾向はいったい，どのようにして形成されるのでしょうか。また，これらの傾向を改善する手だては，果たしてあるのでしょうか。この問題への1つの答えが，**基本的な構え**という考えです。

基本的な構えとは，人のパーソナリティの根底にあり，自分や他者への反応を方向づけているものです。バーン(Berne E)の研究に始まる交流分析では，人が自分自身や他者を信頼し，愛しているか否かで，人に見られる基本的な構えを，次の4つに分類しています。つまり，❶「自分にも他者にも肯定的な構え」，❷「自分には肯定的で他者には否定的な構え」，❸「自分には否定的で他者には肯定的な構え」，❹「自分にも他者にも否定的な構え」です(図3)。

これら4つの基本的な構えは，それぞれに特徴のある交流様式を生みます。まず，❶の構えでは，自分と他者を同時に尊重することができ，他者と活き活きとかかわることができます。❷の構えでは，他者を軽蔑して独善的となり，強制的・干渉的に他者とかかわります。❸の構えでは，劣等感や自己嫌悪感を抱き，心を閉ざして防衛的に他者とかかわります。最後に，❹の構えでは，人生にも世間にも絶望して，他者とのかかわりを閉ざし，孤立してしまうのです。

そうすると，看護師にとって，❶の構えが望まれることは，いうまでもありません。患者さんの主体性や自律性を尊重しながら，患者さんと活き活きとかかわるためには，他者

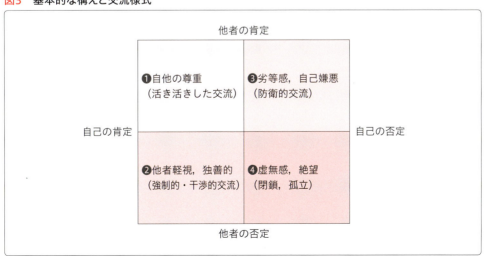

図3　基本的な構えと交流様式

(杉田，1976 を参考にして作成)

だけではなくて，同時に自分自身も肯定する構えが，どうしても必要になるのです。

　長い人生の中で，時には自分自身に劣等感を抱き，自分が嫌になることもあるでしょう。また，多くの人と接していると，時には誰かを嫌いになり，否定的にとらえてしまうこともあるでしょう。しかし，そのようなことがあったとしても，全般的には自分と他者の両方を信頼し，基本的に愛していることが，何よりも大切だといえるのです。

　ところで，人にみられる基本的な構えは，養育者をはじめとする他者との交流を通して，人生のごく初期に形成されると，交流分析では考えます。そして，いったん基本的な構えが形成されると，さきに見たような独自の交流を他者と繰り返して，ますます基本的な構えが強化されていくと考えるのです。

　それでは，自分や他者に対して否定的な人は，すでに手遅れなのでしょうか。確かに，自他への否定的な構えに本人が無自覚なままで，いわば本能的に他者とかかわっているだけならば，改善は難しいかもしれません。しかし，自分の否定的な構えに気づき，それを変えようと努力するならば，決して手遅れとはいえないでしょう。特に，尊敬できる他者と新たに出会い，その人と心を通わすチャンスに巡り合えるならば，自分や他者に対する否定的な構えは徐々に修正される可能性があるのです。

5 患者－医療者関係

　患者さんと，看護師をはじめとする医療職との関係も，長い歴史の流れの中でみると，これまでとは大きく変わってきました。**患者－医療者関係**の変化をまとめると，次のようになります。

　病院の前身となる施設がヨーロッパにできたのは12世紀のことであり，当時，教会や修道院によって運営されていた「ホスピタル」が，それにあたります。病気の進行と共に生活能力が低下し，居場所のなくなって収容された患者さんは宗教家に従い，頼るしかなく，そこで最初に**受動－能動関係**ができあがったと考えられます。医療者が患者さんを子ども扱いし，まるで家父長制の父親のようにふるまうという**パターナリズム**は，このような中世ヨーロッパにおける医療の歴史に起源を求めることもできます。

　その後，近代に入ってから近代西洋医学は目覚ましい発展を遂げましたが，患者を対象（object）として客観的にとらえることから，主体（subject）である医療者が患者をモノ扱いするような関係が生まれるきっかけにもなりました。また，当時の疾病構造の中心が急性疾患であったこともあり，中世とはまた別の背景で，受動－能動関係が生まれることとなりました。パーソンズ（Parsons T, 1951）が20世紀半ばに発表した次のような**病者役割**（sick roll）にも，病者が社会から期待されていた受動的役割を読み取ることができます。

- ●病者は仕事を免除される。
- ●病者は治そうとしなければならない。
- ●病者は1人で治すことを期待されない。
- ●病者は専門家の指示に従わなければならない。

　その後，患者を対象とする近代西洋医療が批判されるようになり，また，疾病構造の中心も急性疾患から慢性疾患へと移り，患者にも主体的努力が求められるようになったことから，今日の議論の主流はエマニュエルら（Emanuel EJ & Emanuel LL, 1992）の協議モデルにみられるように，**大人と大人の関係**，**相互主体的な関係**，**相互参加の関係**へと移ってい

きました。こうして，最善の医療を受ける権利，平等に扱われる権利，秘密を守られる権利など，紀元前400年の「ヒポクラテスの誓い」でも挙げられたような古くからの受け身的権利だけではなく，**患者の知る権利，自己決定権**，それに**検証権**（セカンド・オピニオンを求める権利）など，患者を主体として認める新しい権利も保障しつつ，患者と協議しながら，患者とともに治療に取り組むことが，医療者に求められるようになったのです。

　ただし，慢性疾患が主流になった今日でも，急性疾患は存在します。また，傷病の過程では進行と緩解を繰り返すこともあり，患者－医療関係も一方向には進みません。1956年にサッズとホレンダー（Szasz TS & Hollender MH, 1956）が提唱した柔軟なモデルが，今でも古さを感じさせないのは，そのためです。サッズとホレンダーは多様な患者－医師関係を，次の3つに整理しています。

- ●受動－能動関係（乳幼児と親）……昏睡・麻酔
- ●協力－指導関係（青少年と親）……急性疾患
- ●相互参加関係（大人と大人）……慢性疾患

　子どもと親の関係から大人と大人の関係へという大きな流れは，確かに間違いないといえます。しかし，他方で，患者の状態や場面に応じて，他の関係性も使い分けることができる柔軟性こそが，医療者には求められるといえるでしょう。

協働ワーク 13　自己開示紹介　私的な自分を紹介する

目的：心をオープンにして人と接することができる。
目標：回を重ねるごとに私的な自分の紹介が容易となる。

（1）ねらい

　自己開示とは，私的な自分や内面的な自分を，他者に対してオープンにすることです。仕事上の公的な自分や外面的な自分は，努力しなくても伝わりますが，さらに私的な自分や内面的な自分も伝え合うと，互いに相手の全体像を理解し合うことができます。そして，互いに親しみを抱くようになり，それが仕事上の役割関係の潤滑油にもなるのです。

　ここで体験する「自己開示紹介」は，私的な自分や内面的な自分を互いに自己紹介するものです。自己紹介となると，自分の名前と所属を紹介するだけで終わることも，珍しくありません。しかし，それでは互いの人となりが理解できず，相互理解もすすみません。自己開示紹介に取り組めば，私的な自分や内面的な自分を無理なく自然に開示することができて，相互理解が促されます。

（2）準備

［参加人数］

　一度に体験できる人数は2名から無限大ですが，2名ではやりづらくなりますので，数名は欲しいところです。逆に参加者が多い場合には，いくつかの小グループに分けます。互いの名前と顔を覚えることができ，相互理解を無理なく体験するためには，1グループ20名ほどが上限でしょう。

［所要時間］

　十数名〜 20名ほどで1つのグループをつくり，3つのテーマで自己開示紹介を体験するとして，所要時間は振り返りの時間も含めて，30 〜 60分ほどです。

［会場］

　全員が椅子だけを使用し，円を描くように座ります(p130)。

［必要物品］

　❶気づきノート(p129)を1人1枚ずつ，❷気づきノートに記入するために筆記用具も各自必要です。❸気づきノートに記入するためのクリップボードを1人1枚ずつ用意します。

（3）すすめ方

①数名〜 20名ほどで一組となり，椅子だけで円を描くように着席します(p130)。互いが表情を確認できるように，可能な限り真ん丸の円をつくります。

②誰か1人が席を立ち，2歩前に出てから，「食べ物の好き嫌い」というテーマで自己開示紹介をします。例えば，「粉ものが大好きで，納豆が嫌いな○○です」という具合です。自己紹介を終えたら，別の誰かに握手をしてください。握手をした人の席が，自分の席となります。握手をされた人は席を立ち，2歩前に出てから，同じテーマで自己紹介します。

③途中で誰が終えて，誰が未だ終えていないのかが，わからなくなります。そうしたら，未だ終えていない人は手を挙げて，自己開示紹介を終えた人に伝えます。

④最後に自己開示紹介をした人は，最初に自己開示紹介をした人に握手をします。最後の人の席は最初に自己開示紹介をした人の席となり，最初の人の席は最後に自己開示紹介をした人の席になります。

⑤時間に余裕があれば，「テーマの例」(p130)を参考にしながらテーマを変えて，合計2 〜 3回ほど，②〜④に取り組みます。

⑥自己開示紹介を終えたところで，「気づきノート」(p129)を使って1人で3分間ほど振り返り，自分がどれくらい，私的な自分を自己紹介できたかを，回ごとに5点法で評価してください。そして，他のメンバーの自己開示紹介を聞いて気づいたことを，箇条書きしてください。

⑧3分が経過したところで，互いの気づきをグループ内で報告し合います。自分が気づかなかったことで他の人が気づいたことは，各自がメモを取り，箇条書きを増やしてください。

⑨最後に，この演習の感想を，各自が自由に記述してください。

［進行例］

> Ａさん：牛乳は苦手ですが，チーズは大好きな田中です。
> Ｂさん：麺類なら何でも好きで，一日3食，麺類でもOKな鈴木です。
> Ｃさん：食べ物なら何でも大好きで，総量規制が必要な長谷川です。
> ⋮

気づきノート「他の人の自己開示紹介を聞いて気づいたこと」

所属：	番号：	氏名：

演習名：自己開示紹介	日付：　　年　　月　　日

1回目の自分は私的な自分の紹介が，まったくできなかった　1…2…3…4…5　容易にできた
2回目の自分は私的な自分の紹介が，まったくできなかった　1…2…3…4…5　容易にできた
3回目の自分は私的な自分の紹介が，まったくできなかった　1…2…3…4…5　容易にできた

他の人の自己開示紹介に聞いて，自分が気づいたこと

他の人が気づいたこと

感　想

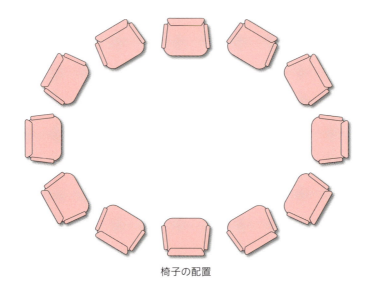

椅子の配置

協働ワーク13：テーマの例

1. 好きな食べ物と嫌いな食べ物

2. 好きな時間（もしくは季節）と場所

3. 好きな色と服装

4. 昨夜の自分（昨夜，どのように過ごしたか）

5. 今朝の自分

6. 先週末の自分

7. 今週末の自分

8. 子どもの頃の自分

9. 5年後の私

10. 老後の私

etc

（４）協働ワーク13「自己開示紹介」のまとめ

　そもそも自己開示は，他者に強制されて行うものではなく，自ら主体的に行うものです。したがって，どのレベルで自己開示をするのかは，それぞれの判断に任せられます。言いたくないことまで，無理に言う必要はないのです。最初は浅いテーマから始めて，回を重ねるごとにテーマを深めていけば，無理なく体験することができます。そうすることで，日頃はあまり話したことのない仲間も，次第に身近に感じられるはずです。

　振り返りの過程で得られる気づきの具体例を，ここで紹介しておきましょう。

〈他の人の自己開示紹介を聞いて気づいたこと〉

・今まで以上に親しみを感じることができた。
・意外な側面に触れることができた。
・自分と同じ私生活の人がいて驚いた。
・本当に人それぞれであることがわかった。
・etc

協働ワーク14　自由連想ゲーム　誰が連想した言葉かを当てる

目的：自己理解と他者理解を深める。
目標：回を重ねるごとに，言葉を連想した人を，当てられるようになる。

（１）ねらい

　例えば，自分では優しいつもりでも，患者さんや同僚からは，厳しい人だと思われていることがあります。そうすると，周りは自分を避けるようになりますし，自分のやさしさは役に立たなくなります。自分から見た自分（**自己**），他者から見た自分（**他己**），自分から見た他者，他者から見た他者などを，**対人認知**といいます。対人認知のズレは，人間関係でのトラブルの元となるのです。

　ここで紹介する「自由連想ゲーム」に取り組めば，自分から見た自分と他者から見た自分，あるいは自分から見た他者と他者から見た他者を，理解することができます。そうすることで対人認知のズレを修復し，人間関係の改善・向上に役立てることができます。

（２）準備

［参加人数］

　一度に体験できる人数は3名から無限大ですが，人数は少なすぎても多すぎても，学習効果が低下します。10 〜 20名ほどが最も効果的であり，20名を超える場合には，複数のグループに分けて体験するほうがよいでしょう。

［所要時間］

　10 〜 20名ほどで1つのグループをつくり，3つのテーマで自由連想を体験するとして，所要時間は振り返りの時間を含めて，60 〜 90分ほどです。

［会場］

　全員が椅子だけを使用し，円を描くように座ります（p134）。

［必要物品］

　❶気づきノート（p133）を1人1枚ずつ，❷A4判のコピー用紙を1人1枚ずつ，❸はがき大（A6判）のカードを1人3枚ずつ，❹太字ペン（マーカー）を数名に1本，❺筆記用具も各自必要です。❻気づきノートに記入するためのクリップボードを1人1枚ずつ用意します。

（3）すすめ方

①数名〜20名ほどで一組となり，椅子だけで円を描くように着席します（p134）。互いが表情を確認できるように，可能な限り真ん丸の円をつくります。

②それぞれがA4判のコピー用紙に太字ペンを使い，自分の名前をフルネームで書きます。他の人から見えるように，可能な限り大きな字で書きます。名前をたびたび読み間違えられる人は，フリガナもつけてください。

③名前を書いたA4判のコピー用紙は，他の人に見えるように，それぞれの足元に置きます。

④進行役を1人決めてください。自薦・他薦でも，全員でジャンケンをして決めても構いません。

⑤進行役以外のすべてのメンバーは，「休日」というテーマから連想される言葉を1つ，個人的な体験や考えにもとづき，はがき大のカード1枚に書きます。全員が書き終えたところで，進行役はカードを回収します。

⑥進行役はカードの中から無作為に1枚を選び，読み上げます。他のメンバーは誰が書いた言葉かを考え，時計回りで順に「○○さんだと思います」と当てていきます。ただし，自分が書いたカードが読まれたときは，「私です」とは言わずに，誰か適当な人を指名してください。

⑦進行役以外のすべてのメンバーが指名を終えたところで，書いた本人は手を挙げて「私です」と言い，名前を書いたコピー用紙を椅子の下にしまいます。また，書いた本人は必要に応じて，可能な範囲内で手短に補足説明をしてください。

⑧カードが最後の2枚になるまで，⑥⑦を繰り返します。時計回りに指名した後は，反時計回りに指名するというように，指名する順番を交互に変えるとよいでしょう。

⑨最後の2枚は指名しません。進行役が読み上げた後，書いた本人は「私です」と名乗ってください。

⑩新しい進行役と2回目のテーマ（p134「テーマの例」参照）を決めて，⑤〜⑨を繰り返します。

⑪時間に余裕があれば，新しい進行役と3回目のテーマを決めて，⑤〜⑨を繰り返します。

⑫自由連想ゲームを終えたところで，「気づきノート」（p133）を使って1人で3分間ほど振り返り，自分がどれくらい，言葉を連想した人を当てられたかを，回ごとに5点法で評価してください。そして，自由連想ゲームを通して自分で気づいたことを，箇条書きしてください。

⑬3分が経過したところで，互いの気づきをグループ内で報告し合います。自分が気づかなかったことで他の人が気づいたことは，各自がメモを取り，箇条書きを増やしてください。

⑭最後に，この演習の感想を，各自が自由に記述してください。

気づきノート「自由連想ゲームを通して気づいたこと」

所属：　　　　　　番号：　　　　　　　　氏名：

演習名：自由連想ゲーム　　　　　　　　日付：　　　年　　　月　　　日

1回目のテーマで誰が書いた言葉か，まったく当てられなかった　1…2…3…4…5　すべて当てた
2回目のテーマで誰が書いた言葉か，まったく当てられなかった　1…2…3…4…5　すべて当てた
3回目のテーマで誰が書いた言葉か，まったく当てられなかった　1…2…3…4…5　すべて当てた

自由連想ゲームを通して，自分が気づいたこと

他の人が気づいたこと

感　想

［進行例］

進行役：では，休日というテーマで，「だらだら」と書いた人は誰でしょうか？
Ａさん：伊藤さん
Ｂさん：鈴木愛子さん
Ｃさん：鈴木真一さん
⋮

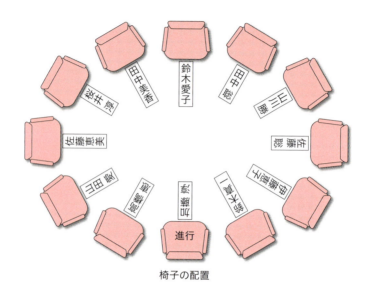

椅子の配置

協働ワーク14：テーマの例

1. 休日

2. 仕事（もしくは勉強）

3. 家族

4. 友人

5. お金

6. 夢

etc

（４）協働ワーク14「自由連想ゲーム」のまとめ

　自己理解と他者理解を深めなければ，人間関係を改善・向上することはできません。そして，自己理解の「自己」の具体的な中身が，自分から見た自分と他者から見た自分です。また，他者理解の「他者」の具体的な中身が，自分から見た他者と他者から見た他者なのです。

　自分から見た自分と他者から見た自分，あるいは自分から見た他者と他者から見た他者は，両者がズレていると人間関係はうまくいきません。そこで自分と他者とが互いに納得できるかたちで，ズレを修復する必要があります。見方を修正するのは両者だったり，どちらか一方だったりします(p124「ジョ・ハリの窓」参照)。

　さきの自己開示紹介(p127)と同様に，最初は浅いテーマから始めて，回を重ねるごとにテーマを深めていけば，無理なく体験することができます。そうすることで，自己理解と他者理解が徐々に深まっていくでしょう。

　振り返りの過程で得られる気づきの具体例を，ここで紹介しておきましょう。

〈自由連想ゲームを通して気づいたこと〉

・他の人の意外な側面に気づいた。
・見た目通りの人もいれば，見た目からはわからない人もいた。
・自分が周りからどう見られているかがわかった。
・自分は他の人から指名されることが少なく，自分は目立たない存在だと思った。
・etc

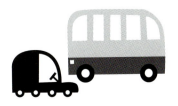

単独ワーク ⑪ 自分と周りの認識の違い

協働ワーク14の自由連想ゲーム（p131）に取り組んだ後，自分から見た自分（**自己認知**）と周りから見た自分（**他己認知**）とを比較し，両者の違いやそこから生じる問題，問題の解決策などについて，右の記入例を参考にしながら考えてみましょう。

自分と周りの認識の違い	
その違いから生じる問題	
今後どうすればいいのか	

（記入例）

自分と周りの認識の違い	自分では厳しいほうだと思っているけど，周りからは優しい人だと思われているようだ。
その違いから生じる問題	そういえば，周りの人たちからさまざまな相談をもちかけられることが多い。それに対して自分は，たまに厳しいことを言ってしまい，相手をがっかりさせることがある。
今後どうすればいいのか	優しい人だと思われるのは，決して悪いことではない。周りの期待を裏切らないように，同じ厳しいことを言うにしても，言い方を改めるほうがよいだろう。どのような言い方にするのがよいのか，今後，勉強していきたい。

協働ワーク 15 価値交流学習 互いの価値観を比較して話し合う

目的：価値観の多様性を理解し，受け入れることができる。
目標：自分と異なる価値観の理解が容易となる。

（1）ねらい

職場には，**フォーマルな人間関係**と**インフォーマルな人間関係**とがみられます。一方のフォーマルな人間関係とは，仕事上の役割に基づく人間関係のことであり，具体的には看護師と患者・利用者，リーダーとフォロワー，管理職とスタッフなどです。他方のインフォーマルな人間関係とは，個人的な感情にもとづく人間関係のことであり，その典型が**好き嫌いの人間関係**(p120) です。

好き嫌いの感情に基づく関係がうまくいかないと，役割に基づく関係もうまくいきません。好き嫌いの感情が生じる条件(p120「好き嫌いの人間関係」参照) の1つとして，類似性の要因があります。つまり，「類は友を呼ぶ」というように，何か共通点があると，互いに好意を抱きやすいというものです。

ここで紹介する価値交流学習に取り組めば，参加者間で価値観を比較することにより，類似性の要因を数量化して把握することができます。さらに，価値観の違いを話し合うことにより，相互理解が深まり，互いに**受容**し合う関係へと発展する可能性もあります。

（2）準備

[参加人数]

3～4人一組のグループで実施します。3名以上であれば何人でも同時に体験することができます。

[所要時間]

1回だけ行うとして，振り返りの時間を含めて40分ほどです。グループのメンバーを入れ替えて2回行うとして，合計で60分は必要となります。

[会場]

机と椅子がある場所であれば，どこでも実施できます。ただし，テーブルを囲んで話し合うために，階段教室のように机と椅子が動かせない会場での実施は困難です。もしもテーブルがなく，椅子だけの会場であれば，クリップボードを利用して実施することもできます。

[必要物品]

❶ワークシート「価値交流学習」(p142) を1人1枚ずつ。メンバーを変えて複数回体験する場合には，回数分のワークシートが各自に必要，❷気づきノート(p141) を1人1枚ずつ，❸キッチンタイマー（複数のグループが一斉に体験する場合は会場に1つ。個別に体験する場合は各グループに1つ），❹ワークシートと気づきノートに記入するために筆記用具が各自必要です。

＊テーブルのない会場では，クリップボードも1人1枚ずつ用意します。

（3）すすめ方

①まずは1人でワークシート「価値交流学習」(p142)に取り組みます。7つの項目（権力，健康，学歴……）について，自分の優先順位を決めて，一番大切なものから順に1～7の数字を，「自分の順位」に記入してください。

②3～4人一組でグループをつくり，テーブルを囲んで着席してください。5人一組では人数が多すぎて，話し合いが困難となります。

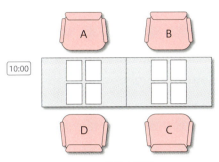

椅子の配置

③他者の名前と優先順位を，「他者の順位」に書き写してください。

④各項目における自分と他者との優先順位の差（ズレ）を，他者ごとに「自分との差」に記入してください。負号（−）はつけず，数字のみを記入します。

⑤自分との差の合計（ズレの合計）を他者ごとに求めて，「差合計」に記入してください。差合計が少ないほど相性がよく，多いほど相性が悪いといえます。

⑥優先順位に関して他者と10分間話し合い，合意できたものだけを「合意順位」に記入していきます。結論が出なくても構いませんので，多数決を取ったりせずに，話し合いの過程を大切にしてください。話し合いの過程では，「善い／悪い」「好き／嫌い」「正しい／間違い」などの批評を一切せずに，それぞれの考えに対して十分に耳を傾けます。

⑦時間に余裕があれば，メンバーを総入れ替えして着席し，新しいワークシートを使って③～⑥に取り組んでください。Aさん同士，Bさん同士，Cさん同士，Dさん同士で集まり，3～4人一組をつくるようにすれば，メンバーを総入れ替えすることができます。

⑧1人で3分間ほど振り返ります。「気づきノート」(p141)を使い，自分と異なる価値観をどれくらい理解できたかを5段階で自己評価したうえで，他の人の価値観に触れて気づいたことを箇条書きしてください。

⑨3分が経過したところで，さきほどの3～4人一組のグループになり，進行役を1人決めます。そして，5分間ほどかけて，互いの気づきをグループ内で報告し合います。自分が気づかなかったことで他の人が気づいたことは，各自がメモを取り，箇条書きを増やしてください。

⑩複数のグループが同時に体験した場合には，グループ内で報告された気づきを他のすべてのグループに対して，進行役が発表します。他のグループから報告された気づきの中で，自分たちのグループからは出なかったことは，各自がメモを取り，箇条書きを増やしていきます。

⑪この演習の感想を，自由に記述してください。

［進行例］

Aさん：Bさんを除いて全員が健康を一番にしています。Bさんが健康を一番にしなかっ
　　　　た理由を，よろしければ聞かせていただけますか？
Bさん：実は子どものころからさまざまな病気を体験しており，健康を一番にすると
　　　　自分の人生が価値のないものになってしまうので，健康以外に大切なものを
　　　　考えるようにしているのです。
Cさん：なるほど。よくわかりました。
　　　：

気づきノート「価値交流学習を通して気づいたこと」

所属： 　　　　番号： 　　　　　　氏名：

演習名：価値交流学習 　　　　　日付： 　　年　　月　　日

1回目：自分と異なる価値観の理解が，まったくできなかった 1…2…3…4…5　容易にできた
2回目：自分と異なる価値観の理解が，まったくできなかった 1…2…3…4…5　容易にできた
3回目：自分と異なる価値観の理解が，まったくできなかった 1…2…3…4…5　容易にできた

価値交流学習を通して，個人での気づき

グループでの気づき

全体での気づき

感　想

ワークシート「価値交流学習」

	権 力	健 康	学 歴	愛 情	名 誉	金 銭	誠 実	差合計
自分の順位								
自分との差								
自分との差								
自分との差								
合意順位								

（左端の縦欄「他者の順位」）

ワークシート「価値交流学習」（記入例）

	権 力	健 康	学 歴	愛 情	名 誉	金 銭	誠 実	差合計
自分の順位	7	1	6	2	5	4	3	
太郎	6	2	5	1	7	3	4	
自分との差	1	1	1	1	2	1	1	8
花子	3	7	5	2	4	1	6	
自分との差	4	6	1	0	1	3	3	18
自分との差								
合意順位			5	2				

（左端の縦欄「他者の順位」）

142

（4）協働ワーク15「価値交流学習」のまとめ

　例えば愛情が一番という人と，お金が一番という人とでは，一緒に仕事をしたり，一緒に暮らしたりしても，うまくいきません。価値観やライフスタイルの不一致は，たびたび，人間関係でのトラブルへと発展するのです。

　価値観の違う相手への接し方としては，対決と受容という二通りの方法があります。一方の**対決**とは，同じになることを目指す方法であり，そのために徹底的に話し合い，それでも同じにならなければ，結局は排除することになります。他方の**受容**とは，同じになることを目指さず，一人ひとりの生い立ちや生活環境が違うように，価値観の違いも自然で当然なこととして受け入れ，自分と異なる相手との共存を目指すのです。

　職場の社会的使命である**理念**は，職員間で共有されなければなりません（p146「理念と目標管理とチームワーク」参照）。しかし，プライベートな価値観まで職員間で同じにするのは困難ですし，ましてや患者さんにまで，自分と同じプライベートな価値観を求めるわけにはいきません。

　この価値交流学習では，グループ内での話し合いで，合意順位が決まらなくても構いません。話し合うことで互いの理解が深まり，「私の愛情一番は変わらないけど，相手がお金一番にしているのもよくわかる」というように，自分と異なる相手の受容へと至れば，それでいいのです。

　振り返りの過程で得られる気づきの具体例を，ここで紹介しておきましょう。

〈価値交流学習を通して気づいたこと〉
・人それぞれで，さまざまな価値観があるということがわかった。
・自分が当然と思っていたことが，他の人にも当然とは限らないことがわかった。
・今までほとんど話したことのない人と価値観が近くて，意外だった。
・それぞれの価値観には，それなりの理由（背景）があるということがわかった。
・自分の価値観を人に話すことで，改めて自分の価値観と向かい合えたような気がする。
・初めて会った人でも，以前からの知り合いのような気持ちを最後には抱いた。
・etc

Section II　チームワークと多職種連携

1　コミュニケーションと人間関係と集団・組織

人と人が同じ場所に居合わせたとしても，コミュニケーションを図らなければ無関係のままであり，そこに**人間関係**は成立しません。人と人がメッセージをやり取りし，コミュニケーションを図ることによって，初めて人間関係が成立するのです(図1)。

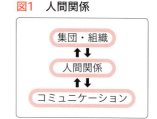

図1　人間関係

2人でコミュニケーションを図ると，1つの人間関係が成立します。2人の組み合わせを**ペア**といいますが，そこでみられるのは1つの人間関係だけです。それに対して，3人以上でコミュニケーションを図ると，複数の人間関係が成立します。3人以上の集まりを**集団（グループ）**といい，そこでは複数の人間関係がみられるのです。

3人が集まって集団を形成したとしても，3人がそれぞれに同じことをしていては，非効率的です。そこで，リーダーとフォロワーとか，管理職とスタッフとか，看護師と医師などと，メンバー間で役割を分担することがあり，そうすると集団は効率性の高い**組織**へと発展します。組織の特徴はメンバー間に役割分担がみられることであり，もしも役割分担がみられなければ，それは未組織集団となります。

このように，組織はいくつもの人間関係で成り立っており，そして人間関係はコミュニケーションによって成り立っています。組織はいったん成立すると，それにふさわしい人間関係やコミュニケーションをメンバーに求めます。しかし，メンバーは組織からの要求に受身的に従うだけではなく，コミュニケーションの在り方を積極的に変えることによって，人間関係や組織をより良いものに変えていくこともできるのです。

2　チーム医療と多職種連携

小規模な組織のことを**チーム**といいますが，チームは単に規模が小さいだけではなく，チームならではの大切な特徴があります。ここで，チームの特徴について，考えてみましょう。今日のマネジメント論の基礎を築いたドラッカーは，チームを次のように説明しています。

「チームとは，異なる技能，知識，背景をもつ人，しかも本来異なる分野に属しながら，特定の仕事を果たすためにともに働く人の集まりである。（中略）実際にチームを指揮する者は，仕事の段階や要求によって変わっていく。チームには上司も部下もいない。シニアとジュニアがいるだけである」(Drucker PF, 1973, 邦訳, p207)。

つまり，さまざまな職種が集まってともに働くのが職場のチームなのであり，職種間に上下関係はなく，先輩と後輩がいるだけなのです。

看護師も，他の看護師とチームで働くだけではなく，医師，薬剤師，医療ソーシャルワー

カー（MSW），事務職など，他のさまざまな職種ともチームを構成し，ともに働くことになります。そして，課題が代わればリーダーも異なることになり，例えば手術では医師が，術後の看護では看護師が，退院後の在宅医療支援では医療ソーシャルワーカーが，それぞれに全体を取りまとめます。各専門家はそれぞれの専門分野を強みとしますが，それは万能ではありません。そこで，課題に対して強みをもつ職種がリーダーシップを発揮することになります。各職種が対等な関係を築き，それぞれの専門性に基づき，率直に意見を出し合うことができて初めて，真の意味での**チーム医療**となり，安全で安心な質の高い医療が実現されるのです。

ところが，かつての日本の医療界では，**パラ・メディカル**という言葉が使われていました。つまり，医師だけが正規の医療職であり，他は準医療職という位置づけだったのです。やがて，生活習慣病が問題となり，看護師・保健師や栄養士など，他職種の活躍が期待されるようになると，「医師と共に働く」という意味が強調されるようになり，日本だけで**コ・メディカル**という言葉が使われるようになりました。しかし，メディカルはあいかわらず，医師だけでした。

「メディカル－パラ・メディカル」や「メディカル－コ・メディカル」の関係では，各職種の対等な関係による本来の意味でのチームとはなりません。そこで，近年では，自立した専門職間の連携業務を意味する**インター・プロフェッショナル・ワーク（IPW）**や**コラボレーティブ・プラクティス（CP）**という言葉も，たびたび使われるようになりました。そして，施設から地域へと保健医療および福祉の場が拡大・統合される地域包括ケアシステムの時代になると，医療職だけではなく，福祉職も含めた**多職種連携**という言葉が，さかんに使われるようになったのです(図1)。

図1　メディカル－パラ・メディカルから多職種連携へ

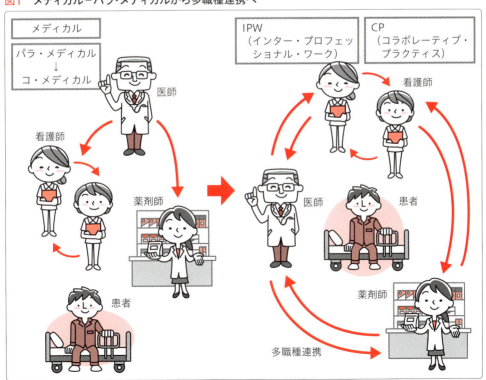

3 理念と目標管理とチームワーク

　意外に思う読者もいると思いますが，実はチーム医療を実現するマネジメントの方法が目標管理なのであり，それは職場の理念を基礎としているのです。理念と目標管理とチーム医療の関係を，ここで理解してみましょう。

　職場には必ず目的があり，それは職場の「**理念**」として掲げられています。経営者の私腹を肥やしますとか，施設長の名声を高めますとかいう，利己的な理念と出会った人はいないでしょう。どこの職場も「地域医療に貢献します」とか「質の高い医療を提供します」などと，社会的使命を理念として掲げています。つまり，私たちは社会のため，人々のため，患者さんのために働くのです。

　職場の目的である理念を実現するために，職場全体や各部署で**目標**を設定し，その目標を達成するために個人や集団に影響を及ぼすのが**リーダーシップ**であり，その目標を達成するために人・モノ・お金・情報などの資源を活用するのが**マネジメント**です。

　職場全体や各部署の目標とは別に，今日の経営学の基礎を築いたドラッカーは，メンバー1人ひとりが行う**目標管理**を提唱しました。ドラッカーによると，「一人ひとりの強みと責任を最大限に発揮させ，彼らのビジョンと行動に共通の方向性を与え，チームワークを発揮させるためのマネジメントの原理」が目標管理なのです（Drucker PF, 1954, 邦訳, p187）。

　看護師にとって，強みとは何でしょうか。責任を負わないといけないのは何に関してでしょうか。それは言うまでもなく看護であり，なぜならば看護師は看護の専門家だからです。看護で目標を立てて，計画し，実行し，評価する一連のプロセスを，**看護過程**と呼んでいます。つまり，看護師にとっての目標管理は，看護過程のことなのです。

　看護師は看護目標を，医師は治療目標を，医療ソーシャルワーカーは援助目標を立てます（図2）。しかし，それらがバラバラではうまくいきません。そこで，職場の目的である理念に基づいて，それぞれの専門家が目標を立てることになり，そうすることで共通の方向が与えられ，患者中心のチーム医療が実現するのです。

図2　職場理念,目標管理,チームワーク,リーダーシップ,そしてマネジメント

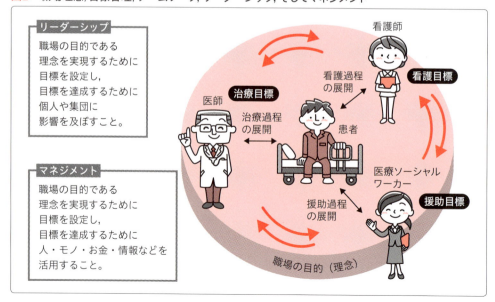

理念と目標管理とチーム医療とが頭の中でバラバラではうまくいきません。このように互いに結びついていることを理解しながら，実践することが大切なのです。

4 患者との関係と看護師のモチベーション

目標管理の提唱者であるドラッカーは，「目標管理の利点は，自らの仕事を自ら管理することである。その結果，最善を尽くすための動機がもたらされる」と述べています (Drucker PF, 1954, 邦訳, p179)。看護師の目標管理である看護過程が，看護師に最善を尽くす動機づけをもたらすのは，なぜでしょうか。

看護師を目指した第1の理由を筆者（諏訪）が看護学生に尋ねたところ，最も多かったのが「自分や身内の入院を通して」であり，具体的には「いつも傍らにいてくれた看護師を見て」「看護師の優しさに触れて」などがあげられました。2番目に多かったのは「親等の身近な人が看護師だった」であり，具体的には「お母さんの姿を見て，カッコイイと思った」「両親とも看護師で，仕事の話を楽しそうにしていた」などでした。そして，3番目が「人の役に立ちたいと思って」であり，具体的には「患者さんの支えとなる存在」「社会貢献できる」などでした（図3）。

つまり，「看護そのものに魅力を感じて」という内発的動機づけや「社会のため，人々のため，患者さんのため」という**向社会的動機づけ**により，看護師になろうと思った人が多く，「お金のため，安定のため，名誉のため」などの外発的で**利己的な動機づけ**は，看護師を目指した第1の理由では見当たりません。そのために，自分の行った看護によって，苦しんでいた患者さんの表情が和らいだり，興奮していた患者さんが落ち着いてくれたり，患者さんから「ありがとう」と言われたりすると，「この仕事を選んでよかった」「これからも頑張ろう」と思えるのです。看護師にとっての一番の**インセンティブ**（報酬）は，このような看護の仕事の醍醐味そのものなのであり，それは決して札束ではないのです。

図3 学生が看護師を目指した理由（N＝86）

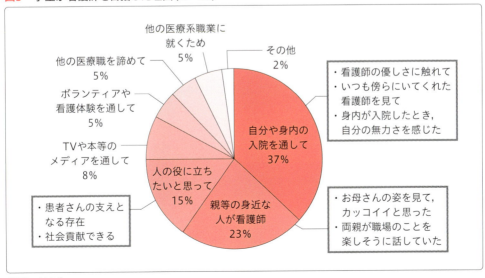

（諏訪，2016）

ただし，看護師を目指した第2，第3の理由を聞くと，外発的で利己的な動機づけも出てくるでしょう。内発的・向社会的動機づけによる「自己実現」か，あるいは外発的・利己的動機づけによる「生活の糧」かという，極端な二者択一ではないのです。人の役に立つことで社会の一翼を担い，それに見合った対価を得ることで，私生活を安定させることができます。この一連のサイクルを繰り返すことにより，社会人としての自覚を強めていくのではないでしょうか。生活の糧を得る職業としての看護であることを意識して大切にしていくことも，キャリアを継続するうえでは欠かせません。

5 ピラミッド組織と逆さまのピラミッド

病院案内のパンフレットやウェブページを見ると，必ずといっていいほど載っているのが，その病院の組織図です。組織図はさまざまな部署などを体系的に図式化したものであり，各部署がどのように枝分かれし，相互に関係しているかを示しています。組織図の形にはいくつかのタイプがあり，その形によって，病院内でのコミュニケーションの在り方をうかがうことができます。

2つの対照的な組織図として，**ピラミッド組織**と**逆さまのピラミッド**（逆ピラミッド組織）があります（図4）。この2つには，三角形という共通点がありますが，その三角形の向きは全く逆です（Albrecht K, 1988）。そして，この向きが，職場のコミュニケーションや人間関係の在り方を決める重要なポイントになるのです。

一方のピラミッド組織は，経営者を頂点として，管理職，スタッフ，患者，と上から下へ順に位置づけられます。コミュニケーションの在り方は，ホウレンソウ（報告・連絡・相談）による下から上へのボトムアップもありますが，基本は上から下へのトップダウン（上意下達）です。このような組織では，経営者の意向に沿って各部門が目標を立てることになり，各部門の管理職は目標を達成するために，**指示・命令**と**マニュアル**によってスタッフを動かすことになります。その結果，スタッフの仕事は標準化されますが，多様な患者の個別ニーズを満たす医療サービスは難しくなります。そればかりか，この組織では与えられた課題に受動的に取り組むことになるので，スタッフの主体性や創造性に欠いて

図4　ピラミッド組織と逆さまのピラミッド（逆ピラミッド組織）

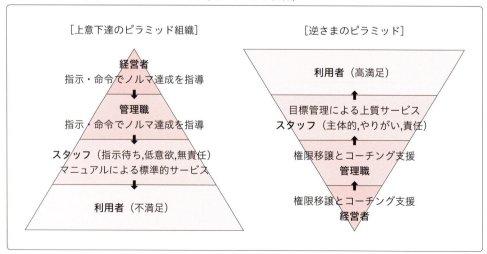

しまいます。その結果，やりがいを感じにくくなり，スタッフのモチベーションは低下してしまうのです。

　他方の逆さまのピラミッドでは，最も上に患者が位置づけられます。そして，患者に最も近いスタッフが患者の意向に沿って，必要な医療サービスを考え，目標を立てて計画・実行し，その結果を評価します。つまり，スタッフは**目標管理**によって仕事をすることになり，それが可能になるように，管理職はスタッフに**権限移譲**して，**コーチング**でサポートするのです。主体的に働くことにより，よい結果を得られたときには，誰でも大きな達成感と働きがいを得ることができますし，モチベーションもアップします。また，患者に最も近いスタッフに権限が移譲されることから，多様な患者の個別ニーズに応じた質の高い医療サービスも可能となるのです。

　実は，ピラミッド組織は19世紀半ばに，近代国家の軍隊組織として生まれたものです。そして，やがて20世紀に入ると，規格品をベルトコンベアで大量生産するために，単純労働者を束ねる組織として製造業でも取り入れられるようになりました。ところが，先進国では20世紀の終わりに，製造業からサービス業へと産業構造の中心が移行し，しかも高度なサービスを提供する専門家集団が増えていきました。そこで，単純労働者を束ねる組織では不都合となり，専門家集団にふさわしい組織として，逆さまのピラミッドが考案され，徐々に広がりつつあるのです。

　看護師は専門家だといわれながらも，20世紀は他に組織モデルがなかったことから，日本の看護界は単純労働者を束ねるピラミッド組織を取り入れてきました。ところが，プライマリーナーシングの導入が始まると，看護部門を逆さまのピラミッドへと組織改革する病院も現れ，いまでは看護部門だけではなく，病院全体が逆さまのピラミッドの組織図もみられるようになりました。看護師を単純労働者扱いする職場組織なのか，それとも専門家として育てる職場組織なのかによって，看護師のキャリア形成は大きく違ってくるでしょう。

協働ワーク 16　協力ゲーム　パーツを交換しながらパズルを完成させる

目的：チームワークの基本を身につける。
目標：1回目よりも2回目のほうが，作業を早く終えることができる。

（1）ねらい

　看護師は独立して1人で業務にあたることが少なく，むしろ他の看護師と**チーム**を組んで，日勤や夜勤などと業務を分担して，看護にあたることが多くなります。また，質の高い全人的なサービスを，看護師だけで提供することはできません。他の医療職，福祉職，事務職などとチームを組んで，**多職種連携**によって業務にあたることにより，看護師が提供する看護も，いっそう効果的となるのです。

　そうすると，看護師には，他の看護師や他の職種とうまく連携しながら，協力して業務にあたる能力が求められます。ここで紹介する協力ゲームは，他者とうまく連携し，**協力関係**を築くための条件を学ぶワークです。

（2）準備

[参加人数]

　3〜4人一組のグループで実施します。3人以上であれば何人でも同時に体験することができます。

[所要時間]

　振り返りの時間を挟んで二度行うとして，30〜60分ほどです。

[会場]

　机と椅子がある場所であれば，どこでも実施できます。ただし，階段教室のように机と椅子が動かせない会場での実施は困難です。また，椅子に備え付けられた折りたたみ式の小テーブルでも，実施は困難です。

[必要物品]

　❶片面だけに数字とアルファベットがランダムに並んだハガキほどの大きさ（A6〜B6判）の作業カードを1人1枚ずつ（p151），❷気づきノート（p150）を1人1枚ずつ，❸ストップウォッチを各グループに1つずつ。参加人数が多くて，各グループにストップウォッチを用意することができない場合には，現物投影機（OHC）を使ってストップウォッチをスクリーンに映すことで対応可能，❹気づきノートに記入するために筆記用具が各自必要です。

（3）すすめ方

①3〜4人一組でグループをつくり，テーブルを囲んで着席してください。5人一組では人数が多すぎて，作業が困難となります。

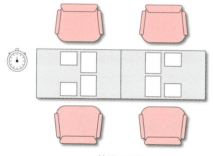

椅子の配置

②1枚の作業カードを各自が適当に破りながら，3人一組のグループは6枚の紙切れを，4人一組のグループは5枚の紙切れを，各自がつくります。

③各グループ内で，世話役を1人決めてください。自薦や他薦でも，全員ジャンケンで決めても構いません。

④世話役の人は，各自がつくった紙切れをすべて（3人一組のところは18枚，4人一組のところは20枚），自分の手元に集めます。

⑤世話役は手元の紙切れを十分にかき混ぜたうえで，ちょうどトランプのカードを配るように，自分も含めた全員に同じ枚数の紙切れを配ります。

⑥合図と共に，世話役はストップウォッチをスタートさせます。そして，世話役も含めた全員が紙切れを交換しながら，それぞれに元のカードを再現します（図5）。作業中には，

他の人の紙切れを勝手に持っていったり，要求したりすることができず，他の人に紙切れを提供することしかできません。

⑦作業が完了したら世話役はストップウォッチを止めてください。作業を開始して5分間が経過したところで，完成していなくても全員が作業を中断します。

⑧各自が「気づきノート」(p152)に1回目の結果（完成するまでの時間）を記入します。そして，1人で3分間ほど振り返り，「作業を早く終えるための秘訣」を思いつく限り，「個人での気づき」に箇条書きしてください。

⑨3分が経過したところで，さきほどの3〜4人一組のグループになります。そして，5分間ほどかけて，互いの気づきをグループ内で報告し合います。自分が気づかなかったことで他の人が気づいたことは，各自がメモを取り，箇条書きを増やしてください。世話役は進行役を務めます。

⑩複数のグループが同時に体験した場合には，グループ内で報告された気づきを他のすべてのグループに対して，世話役が発表します。他のグループから報告された気づきの中で，自分たちのグループからは出なかったことがあれば，各自がメモを取り，箇条書きを増やしていきます。

⑪たくさんの気づきが得られたところで，特に大切だと思うものを各自が選び，アンダーラインを引いてください。そして，「次はこの方法で，もっと早く完成させよう」と自分に言い聞かせ，自己決定してください。

⑫自己決定したところで，「次は〇〇したいと思います」と，グループ内で自己決定したことを互いに報告してください。

⑬もう一度④〜⑦に取り組み，1回目よりも2回目のほうが早く完成するように，各グループでチャレンジしてください。

⑭各自が「気づきノート」に2回目の結果を記入します。そして，このワークの感想を自由に記述してください。

図5 作業カードの例

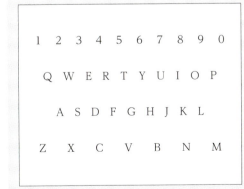 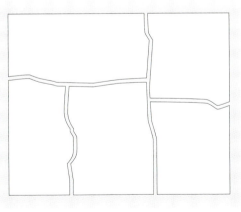

気づきノート「作業を早く終えるための秘訣」

所属：	番号：	氏名：

演習名：協力ゲーム	日付：　　　年　　　月　　　日

1回目のタイム：　　　　分　　　　秒　　　　2回目のタイム：　　　　分　　　　秒

個人での気づき

グループでの気づき

全体での気づき

感　想

協働ワーク16：作業カードの例

＊ハサミで切って使用できます。

1 2 3 4 5 6 7 8 9 0

Q W E R T Y U I O P

A S D F G H J K L

Z X C V B N M

1 2 3 4 5 6 7 8 9 0

Q W E R T Y U I O P

A S D F G H J K L

Z X C V B N M

協働ワーク16：作業カードの例（裏面）

（4）協働ワーク16「協力ゲーム」のまとめ

　作業中，自分の目の前にたくさんの紙切れが集まってしまった人は，自分の四角形しか見ていなかった可能性があります。うまく協力するには，自分だけを見ていてはダメで，自分と周りの両方を見ることが大切であり，別の言い方をすれば，自分も含めた全体が見えていることが大切なのです。

　また，紙切れを誰かに渡すことしかできませんでしたが，自分のいらない紙切れを誰かに適当に渡すのではなく，誰に渡せば最もよいのか，しっかりと判断して渡すことが大切です。患者さんに対する看護だけではなく，同僚とのチームワークでも，相手が必要としているものを見極めなければならないのです。

　さらに，チーム内で我先に競い合う必要はなく，チームとして早くゴールすることを目指せばよいのです。そのために，自分を後回しにすることもあります。早くできそうなメンバーから完成させれば，残った紙切れで他の人も早く完成することになります。

　振り返りの過程で得られる気づきの具体例を，ここで紹介しておきましょう。

〈早く作業を終えるための秘訣〉
・自分の四角形だけではなく，他の人の作業もよく見る。
・自分も含めた全体が見えている必要がある。
・要らないものをいつまでも持ち続けない。
・自分に要らないものは素早く回す。
・要らないものを適当にバラ撒かず，誰に渡せばよいかを判断してから渡す。
・早く終わりそうな人から完成させる。
・etc

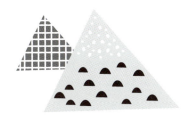

協働ワーク **17** **集団討議** 話し合いを通して正解数を増やす

目的：合理的・理性的に話し合うことができる。
目標：1回目よりも2回目のほうが，正しい意見を活かし，正解数を増やすことができる。

（1）ねらい

　看護師が他の看護師や他の職種とチームを組んで業務にあたる場合，患者さんへのサービスをめぐって，**会議（カンファレンス）** が頻繁に行われます。会議では，参加者が合理的・理性的に話し合い，より良い答えに至らなければなりません。そうしなければ，医療安全も質の高い医療も，望めないのです。

　しかし，話し合った結果，おかしな結論に至ってしまう会議も，実際にはあります。また，日頃はよくしゃべっているのに，会議となると黙ってしまい，出席しているだけで話し合いには参加しない人もいます。いったいどのように話し合えば，参加者の英知をもち寄り，より良い結論に至る生産的な会議が可能なのでしょうか？

　ここで紹介する集団討議は，どのように会議にのぞめばよいのかを，学ぶことができるワークです。

（2）準備

[参加人数]

　3〜4人一組のグループで実施します。3人以上であれば何人でも同時に体験することができます。

[所要時間]

　振り返りの時間を挟んで二度行うとして，90〜120分ほどです。

[会場]

　机と椅子がある場所であれば，どこでも実施できます。ただし，テーブルを囲んで話し合うために，階段教室のように机と椅子が動かせない会場での実施は困難です。もしもテーブルがなく，椅子だけの会場であれば，クリップボードを利用して実施することもできます。

[必要物品]

　❶ワークシートの「栄養学教室」(p159)，「栄養学教室の解答一覧」(p160)，「栄養学教室の成績表」(p160)，「地理学教室」(p162)，「地理学教室の解答一覧」(p163)，「地理学教室の成績表」(p163)などを，それぞれ1人1枚ずつ，❷気づきノート(p161)を1人1枚ずつ，❸キッチンタイマー（複数のグループが一斉に体験する場合は会場に1つ。個別に体験する場合は各グループに1つ），❹気づきノートに記入するために筆記用具が各自必要です。

　＊テーブルのない会場では，クリップボードも1人1枚ずつ用意するとよいでしょう。

（3）すすめ方

①まずは1人でワークシート「栄養学教室」(p159)に取り組みます。

②「栄養学教室の解答一覧」(表1)のメンバー1のところに自分の名前を書いて，問1のカロリーから問10の1kg減量まで，自分の答えを書き写してください。

156

③3〜4人一組でグループをつくり，テーブルを囲んで着席してください。5人一組では人数が多すぎて，話し合いが困難となります。

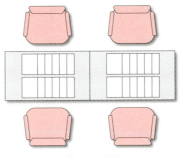

椅子の配置

④順に自分の名前を言って答えを読み上げることで，メンバー全員の名前と答えを書き写してください。
⑤10分間で話し合い，より正しい答えを「集団決定」の欄に書いていってください。最初から多数決を取らず，10分間，十分に話し合ってください。もしも結論が出なかったら，その問題の「集団決定」は不正解扱いとなります。タイマーを押して開始します。
⑥10分が経過して，タイマーが鳴ったところで，中断してください。正解(p165)を確認し，各メンバーの正解数と集団決定の正解数を記入してください。
⑦「栄養学教室の成績表」(表2)を使い，個人の最大正解数(グループ内で一番多く正解した人の正解数)，個人の正解数の平均，集団の正解数(集団決定の正解数)を記入したうえで，**グループ効果**(集団の正解数−個人の正解数の平均)と**リソース活用度**(集団の正解数−個人の最大正解数)を求めてください。**グループ効果**がプラスになれば，話し合った結果，正解数が増えたことになります。リソース活用度が0もしくはプラスになれば，正しい人の意見が活かされたことになります。
⑧各自が「気づきノート」(p161)に，グループ効果とリソース活用度を記入します。そして，1人で3分間ほど振り返り，「グループ効果とリソース活用度を高める秘訣」を思いつく限り，「個人での気づき」に箇条書きしてください。
⑨3分が経過したところで，さきほどの3〜4人一組のグループになり，進行役を1人決めます。そして，5分間ほどかけて，互いの気づきをグループ内で報告し合います。自分が気づかなかったことで他の人が気づいたことは，各自がメモを取り，箇条書きを増やしてください。
⑩複数のグループが同時に体験した場合には，各グループの進行役がグループ内で報告された気づきを，他のすべてのグループに対して発表します。他のグループから報告された気づきの中で，自分たちのグループからは出なかったことがあれば，各自がメモを取り，箇条書きを増やしていきます。
⑪たくさんの気づきが得られたところで，特に大切だと思うものを各自が選び，アンダーラインを引いてください。そして，「次はこの方法で，グループ効果とリソース活用度を改善しよう」と自分に言い聞かせ，自己決定してください。
⑫自己決定したところで，「次は〇〇したいと思います」と，グループ内で自己決定したことを互いに報告してください。

⑬今度はワークシート「地理学教室」(p162)を使って,もう一度①〜⑦に取り組みます。「栄養学教室」よりもグループ効果とリソース活用度がアップするように,チャレンジしてください。

⑭各自が「気づきノート」に「地理学教室」のグループ効果とリソース活用度を記入します。そして,このワークの感想を自由に記述してください。

ワークシート「栄養学教室」

栄養学教室へようこそ。栄養・運動に関する3択問題が10問あります。
まず，1人で考えて，a，b，cのいずれかに○を付けてください。

問題1. 次の調味料(各100g)のうち，カロリーが最も低いのは？
a. 食塩　　b. 醤油　　c. ウスターソース

問題2. 次の食品(各100g)のうち，コレステロールの最も多いのは？
a. すじこ　　b. 卵黄　　c. 豚レバー

問題3. 次の食品(各100g)のうち，最も鉄分の少ないのは？
a. カレー粉　　b. 乾燥ひじき　　c. 豚レバー

問題4. 次の食品(各100g)のうち，最も食物繊維が少ないのは？
a. さつまいも　　b. 干ししいたけ　　c. 寒天

問題5. ビタミンCの損失率が最も多い調理方法は？
a. 一夜漬け　　b. 炒める　　c. 蒸す

問題6. 昔から「食べ合わせが悪い」といわれているのは？
a. ウナギと漬け物　　b. 天ぷらとスイカ　　c. 米とチーズ

問題7. 100kcalのエネルギーを消費するために，最も時間のかかる運動は？
a. エアロビクス　　b. 階段の昇り降り　　c. 縄跳び

問題8. 昔から健康によいと言われている食事量は？
a. 腹七分目　　b. 腹八分目　　c. 腹九分目

問題9. 果物はいつ食べると最も有効でしょう？
a. 夜　　b. 昼　　c. 朝

問題10. 1kg減量するために減らさないといけないエネルギーは？
a. 約4,000kcal　　b. 約7,000kcal　　c. 約10,000kcal

▶正解はp165

表1 「栄養学教室」の解答一覧

問　題＼メンバー	個人決定 1	2	3	4	5	6	平均	集団決定	正解
1．カロリー									
2．コレステロール									
3．鉄分									
4．食物繊維									
5．ビタミンC									
6．食べ合わせ									
7．運動									
8．食事量									
9．果物									
10．1kg減量									
正　解　数									

表2 「栄養学教室」の成績表

グループ	A	B	C	D	E	F
a．個人の最大正解数						
b．個人の正解数の平均						
c．集団の正解数						
d．グループ効果（c−b）	＋ −	＋ −	＋ −	＋ −	＋ −	＋ −
e．リソース活用度（c−a）	＋ −	＋ −	＋ −	＋ −	＋ −	＋ −

気づきノート「グループ効果とリソース活用度を高める秘訣」

所属：　　　　　番号：　　　　　　氏名：

演習名：集団討議　　　　　　　日付：　　　年　　　月　　　日

1回目（栄養学教室）：グループ効果 _____　リソース活用度 _____

2回目（地理学教室）：グループ効果 _____　リソース活用度 _____

個人での気づき

グループでの気づき

全体での気づき

感　想

ワークシート「地理学教室」

地理学教室へようこそ。地理に関する3択問題が10問あります。
まず，1人で考えて，a，b，cのいずれかに○を付けてください。

問題1. 次の都市のうち，一番北にあるのは？
　　　　a. パリ　　b. 札幌　　c. ニューヨーク

問題2. 次の島のうち，一番南にあるのは？
　　　　a. ハワイ島　　b. サイパン島　　c. グアム島

問題3. 次の大陸のうち，一番面積が大きいのは？
　　　　a. 南極大陸　　b. ヨーロッパ大陸　　c. オセアニア大陸

問題4. 次の河川のうち，最も長いのは？
　　　　a. ナイル川　　b. ガンジス川　　c. 長江

問題5. 次の都市のうち，首都であるのは？
　　　　a. トロント　　b. シドニー　　c. ウェリントン

問題6. 次の地方のうち，都道県庁の最も多いのは？
　　　　a. 北海道地方　　b. 関東地方　　c. 中国地方

問題7. 次の府県のうち，海岸線がないのは？
　　　　a. 京都府　　b. 山形県　　c. 岐阜県

問題8. 次の河川のうち，河口が県境でないのは？
　　　　a. 利根川　　b. 多摩川　　c. 長良川

問題9. 次の都府県のうち，最も面積の狭いのは？
　　　　a. 東京都　　b. 大阪府　　c. 沖縄県

問題10. 次の区間のうち，新幹線の営業距離が最も長いのは？
　　　　a. 東京－新函館北斗　　b. 東京－新大阪　　c. 新大阪－博多

▶正解はp165

表3 「地理学教室」の解答一覧

問題＼メンバー	個人決定 1	2	3	4	5	6	平均	集団決定	正解
1. 北の都市									
2. 南の島									
3. 大陸面積									
4. 河の長さ									
5. 首都									
6. 都道県数									
7. 海岸線									
8. 県境									
9. 都府県面積									
10. 新幹線距離									
正 解 数									

表4 「地理学教室」の成績表

グループ	A	B	C	D	E	F
a. 個人の最大正解数						
b. 個人の正解数の平均						
c. 集団の正解数						
d. グループ効果（c − b）	＋ −	＋ −	＋ −	＋ −	＋ −	＋ −
e. リソース活用度（c − a）	＋ −	＋ −	＋ −	＋ −	＋ −	＋ −

（4）協働ワーク17「集団討議」のまとめ

　会議の様子を見れば，その職場の健全性がわかります。特定の人の独断ですべてが決まってしまうのも，皆で話し合って間違った方向に議論がすすんでしまうのも，どちらも職場の不健全さの表れなのです。

　3択問題や4択問題を10問集めれば，集団討議のための他の教材もつくることができます。国家試験の過去問題を集めて取り組めば，資格試験の準備も兼ねることになり，一石二鳥です。

　振り返りの過程で得られる気づきの具体例を，ここで紹介しておきましょう。

〈グループ効果とリソース活用度を高める秘訣〉
・大声の人や職位の高い人の意見に惑わされない。
・多数意見に惑わされない。
・少数意見も多数意見と同じ1つの意見として扱う。
・人の意見は最後まで聞き，途中でさえぎらない。
・特定の人ばかりではなく，全員が発言できるようにする。
・異なる意見を言っても，非難されない雰囲気が大切である。
・感情を交えず，理性的に話し合う。
・自分の意見に固執しない。
・自分の意見を変えざるを得なくなったら，気持ちよく変える。
・仲のいい人の意見だから賛成したり，嫌いな人の意見だから反対したりしない。
・etc

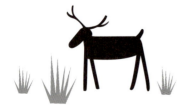

栄養学教室の正解

問1. (a.) 食塩 0kcal, b. 醤油 50kcal, c. ウスターソース 120kcal

問2. a. すじこ 510mg, (b.) 卵黄 1300mg, c. 豚レバー 250mg

問3. a. カレー粉 28.5mg, b. 乾燥ひじき 55.0mg, (c.) 豚レバー 13.0mg

問4. (a.) さつまいも 2.3g, b. 干ししいたけ 47.4g, c. 寒天 97.3g

問5. (a.) 一夜漬け 50%, b. 炒める 20%, c. 蒸す 20%

問6. a. ウナギと漬け物, (b.) 天ぷらとスイカ, c. 米とチーズ

問7. (a.) エアロビクス 25分, b. 階段の昇り降り 21分, c. 縄跳び 13分

問8. a. 腹七分目, (b.) 腹八分目, c. 腹九分目

問9. a. 夜, b. 昼, (c.) 朝

問10. a. 約4,000kcal, (b.) 約7,000kcal, c. 約10,000kcal

地理学教室の正解

問1. (a.) パリ 北緯約49度, b. 札幌 北緯約43度,
c. ニューヨーク 北緯約41度

問2. a. ハワイ島 北緯約20度, b. サイパン島 北緯約17度,
(c.) グアム島 北緯約13度

問3. (a.) 南極大陸 13.6百万km², b. ヨーロッパ大陸 4.9百万km²,
c. オセアニア大陸 8.5百万km²

問4. (a.) ナイル川 6,690km, b. ガンジス川 2,510km, c. 長江 5,530km

問5. a. トロント, b. シドニー, (c.) ウェリントン

問6. a. 北海道地方 1道, (b.) 関東地方 7都県, c. 中国地方 5県

問7. a. 京都府, b. 山形県, (c.) 岐阜県

問8. a. 利根川, b. 多摩川, (c.) 長良川

問9. a. 東京都 2,154km², (b.) 大阪府 1,863km², c. 沖縄県 2,249km²

問10. (a.) 東京－新函館北斗 862.5km, b. 東京－新大阪 552.6km,
c. 新大阪－博多 622.3km

協働ワーク 18 ブラインドワーク　目隠しをして共同作業をする

目的：危機対処時にふさわしい関係を築き，対処行動を実行することができる。

目標：1回目よりも2回目のほうが，課題を確実に達成することができる。

（1）ねらい

　患者さんの容態が急変したりとか，災害が起きたりとか，看護の場では危機に直面することもあります。危機に直面したときには，それが非日常的な出来事であるほど，いつもの人間関係では十分に対応できなくなります。

　いざというときに，どのように行動するかを，多くの職場では危機対応マニュアルとしてまとめています。しかし，危機は突然に訪れるのであり，そうすると直面する課題が事前にわからず，しかもその場に居合わせたメンバーで対応することになります。そのために，あらかじめ詳細な対応法や役割を決めておいても，役に立たないことが珍しくありません。マニュアルをつくっておくことは大切ですが，それだけで安心するわけにはいかず，危機対応能力を高めておくことも欠かせないのです。

　それでは，危機に直面したとき患者さんや同僚に対して，どのようにかかわればよいのでしょうか。ここで紹介するブラインドワークは，危機場面を意図的につくり出し，それを乗り越える体験を通して，危機対処時の人間関係を学ぶためのワークです。

（2）準備

[参加人数]

　4人以上であれば何人でも同時に体験することができます。4人一組，5人一組，6人一組と，グループの人数を徐々に増やしていくことで，難易度を上げていくことができます。

[所要時間]

　振り返りの時間を挟んで二度行うとして，60～90分ほどです。

[会場]

　参加者全員が椅子だけでロの字型に着席することになります。寿司詰めの会場や机と椅子が動かせない階段教室などでは，実施することができません。

[必要物品]

　❶両端を結んだ8～10mほどのヒモ（約20人につき1本），❷目隠し（アイマスク，スポーツタオル，ヘアバンドなど）を各自持参，❸気づきノート（p169）を1人1枚ずつ，❹キッチンタイマー（複数のグループが一斉に体験する場合は会場に1つ。個別に体験する場合は各グループに1つ），❺気づきノートに記入するために筆記用具が各自必要です。❻また気づきノートに記入するためのクリップボードも1人1枚ずつ用意するとよいでしょう。

（3）すすめ方

①参加者全員が椅子だけでロの字型に着席し，会場の中央に広場をつくります。広場の中央には両端を結んだ約8～10mのヒモを置きます。

②参加者のうちの4人だけが，目隠し（アイマスクやヘアバンドなど）を手に持って，床に置いたヒモの周りに集まります。

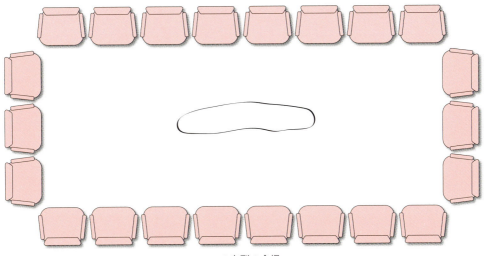

ロの字型の会場

③まずは目隠しをせず，ヒモにも触れず，課題を達成するための作戦を，4人で1分間話し合ってください。課題は4人とも目隠しをして，床のヒモを持ち上げて，2分間で正三角形をつくることです。タイマーを押して開始します。

④1分が経過して，タイマーが鳴ったところで，4人とも目隠しをしてヒモを持ち上げてください。そして，目隠しをしたまま4人で協力して，ヒモで正三角形をつくります。制限時間は2分間です。タイマーを押して開始します。

⑤2分が経過し，タイマーが鳴ったところで，たとえ完成していなくても，ヒモを床の上に置いてください。そして，片手でヒモを押さえながら，もう一方の手で目隠しを外し，作業結果を確認してください。

⑥確認を終えたらヒモを元通り，現状復帰してください。

⑦観察していた他の参加者も順に，5人一組，6人一組と人数を増やしていきながら，②〜⑥の要領で，さらに困難な課題(p168)に取り組んでください。

⑧6人一組の課題を終えたところで(あるいは開始してから30分ほどが経過した切りのよいところで)中断します。作業を体験した人は「気づきノート」(p169)に，1回目の自己評価を記入します。そして，まだ作業をしていない人も含めた全員が1人で3分間ほど振り返り，「課題を確実に達成する秘訣」を思いつく限り，「個人での気づき」に箇条書きしてください。

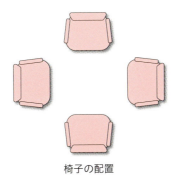

椅子の配置

⑨3分が経過したところで，3〜4人一組のグループになり，進行役を1人決めます。そして，5分間ほどかけて，互いの気づきをグループ内で報告し合います。自分が気づかなかったことで他の人が気づいたことは，各自がメモを取り，箇条書きを増やしてください。

⑩もしも複数のグループが同時に体験した場合には，グループ内で報告された気づきを他のすべてのグループに対して，代表者が発表します。他のグループから報告された気づきの中で，自分たちのグループからは出なかったことがあれば，各自がメモを取り，箇条書きを増やしていきます。

⑪たくさんの気づきが得られたところで，特に大切だと思うものを各自が選び，アンダーラインを引いてください。そして，「次はこの方法で，より確実に課題を達成しよう」と自分に言い聞かせ，自己決定してください。

⑫自己決定したところで，「次は〇〇したいと思います」と，グループ内で自己決定したことを互いに報告してください。

⑬7人一組，8人一組，9人一組と人数を増やしていきながら，②〜⑥の要領でさらに困難な課題(p168)に取り組んでください。

⑭2回目の作業を体験した人は「気づきノート」に2回目の自己評価を記入したうえで，参加者全員が各自に，このワークの感想を自由に記述してください。

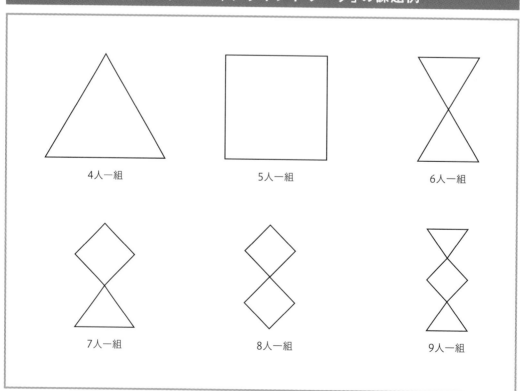

協働ワーク18：「ブラインドワーク」の課題例

気づきノート「課題を確実に達成する秘訣」

所属：　　　　　番号：　　　　　　氏名：

演習名：ブラインドワーク　　　　　日付：　　年　　月　　日

1回目：課題をまったく達成できなかった　1…2…3…4…5　完全に達成できた

2回目：課題をまったく達成できなかった　1…2…3…4…5　完全に達成できた

個人での気づき

グループでの気づき

全体での気づき

感　想

（4）協働ワーク18「ブラインドワーク」のまとめ

　リーダーが一方的に指示を出し，それに対して，他のメンバーはフォロワーとなって従う関係は，危機対処時にはどうしても必要になります。もしも，リーダーやフォロワーの行動に何か問題があれば，後の会議で民主的に話し合えばよいのです。もちろん，危機対処時でもないのに，リーダーが常に一方的に指示を出し続ければ，メンバーのやりがいも意欲も責任感も，低下していくことになります。

　床の上にヒモを置いたままで作業をすると，指を踏まれる危険性があります。必ずヒモを持ち上げてから，作業をしてください。

　また，眼鏡をポケットに入れて作業をすると，眼鏡が床に落ちて破損する危険性があります。眼鏡は椅子の上に置いてから，目隠しをするのがよいでしょう。

　参加者が多くても多目的ホールや体育館などの床の上で実施すれば，容易にロの字型に着席できるでしょう。

　振り返りの過程で得られる気づきの具体例を，ここで紹介しておきましょう。

〈課題を確実に達成する秘訣〉

・互いに顔を見合わせて様子をみない。
・誰か１人がリーダーとなる。
・複数のリーダーはいらない。
・リーダーはテキパキと指示を出す。
・他の人はリーダーの指示に従う。
・勝手な動きをしない。
・複雑な作戦を立てない。シンプルな作戦を立てる。
・作戦を全員で共有する。
・名前で呼び合う。名前がわからない場合はＡさん，Ｂさん，Ｃさんと呼び合う。
・声に出して進行状況を確認する。
・etc

協働ワーク 19 ブレーン・ストーミング　思いつきでアイデアを出し合う

目的：元気で明るい雰囲気をつくる。
目標：1回目よりも2回目のほうが，たくさんのアイデアを出すことができる。

（1）ねらい

　元気で明るいだけでは，役に立たない場面もあります。先に紹介したように，危機対処の際には緊張感をもち，物事をテキパキと処理する行動力が求められます（p170）。また，会議の際には，よりよい結論に至るように，冷静な態度で理性的に話し合うことが求められるのです（p156）。

　しかし，いつも緊張していたり，いつも理性的でいたりすると，疲れてしまうかもしれません。危機対処でもなければ会議でもない通常の場面では，元気さや明るさを前面に出してもよいのではないでしょうか。元気で明るい雰囲気は，患者さんにも仕事仲間にも，基本的には喜ばれるでしょう。

　ここで紹介するブレーン・ストーミングでは，互いに養育的・受容的に接することになります。そうすることで，互いの元気で明るい態度を引き出すのです。

（2）準備

［参加人数］

　3～4人一組のグループで実施します。3人以上であれば何人でも同時に体験することができます。

［所要時間］

　振り返りの時間を挟んで二度行うとして，30～60分ほどです。

［会場］

　机と椅子がある場所であれば，どこでも実施できます。ただし，テーブルを囲んで着席しますので，階段教室のように机と椅子が動かせない会場での実施は困難です。もしもテーブルがなく，椅子だけの会場であれば，クリップボードを利用して実施することもできます。

［必要物品］

　❶レポート用紙を各グループに2枚。レポート用紙がない場合には，本書の見返し（表紙の裏）や余白部分を利用します。❷気づきノート（p173）を1人1枚ずつ，❸キッチンタイマー（複数のグループが一斉に体験する場合は会場に1つ。個別に体験する場合は各グループに1つ），❹レポート用紙や気づきノートに記入するために筆記用具が各自必要です。

　＊テーブルのない会場では，クリップボードも1人1枚ずつ用意します。

（3）すすめ方

①3～4人一組でグループをつくり，テーブルを囲んで着席してください。5人一組では人数が多すぎて，実施が困難となります。

②代表者を1人決めます。代表者はレポート用紙を1枚用意します。

③テーマ例（p174）を参考にしながら，1つのテーマを決めます。複数のグループで同時に

体験する場合には，共通のテーマを1つ決めます。

④テーマに基づいて，グループ内でアイデアを出し合います。どんなにつまらないアイデアでも構わないので，質よりも量を重視して，できるだけたくさんのアイデアを出してください。メンバーから出されたアイデアは批判せず，すべてを受け入れてください。代表者は出されたアイデアをレポート用紙に箇条書きしていきます。制限時間は3分間です。タイマーを押して開始します。

⑤3分が経過して，タイマーが鳴ったところで，中断してください。アイデア数を数えて，レポート用紙に書かれた最後のアイデアの下に，アイデア数を記入します。複数のグループが同時に体験した場合には，各グループの代表者がアイデア数を発表して，「各グループの成績表」(p174)に記録してください。

⑥各自が「気づきノート」(p173)に，1回目のテーマとアイデアの数を記入します。そして，1人で3分間ほど振り返り，「アイデアの数を増やす秘訣」を思いつく限り，箇条書きしてください。

⑦3分が経過したところで，さきほどの3〜4人一組のグループになります。そして，5分間ほどかけて，互いの気づきをグループ内で報告し合います。自分が気づかなかったことで他の人が気づいたことは，各自がメモを取り，箇条書きを増やしてください。代表者は進行役を務めます。

⑧複数のグループが同時に体験した場合には，グループ内で報告された気づきを他のすべてのグループに対して，代表者が発表します。他のグループから報告された気づきの中で，自分たちのグループからは出なかったことがあれば，各自がメモを取り，箇条書きを増やしていきます。

⑨たくさんの気づきが得られたところで，特に大切だと思うものを各自が選び，アンダーラインを引いてください。そして，「次はこの方法で，アイデアの数を増やそう」と自分に言い聞かせ，自己決定してください。

⑩自己決定したところで，「次は〇〇したいと思います」と，グループ内で自己決定したことを互いに報告してください。

⑪別のテーマを決めて，もう一度④⑤に取り組み，1回目よりもアイデアの数を増やしてください。

⑫各自が「気づきノート」に2回目のテーマとアイデア数を記入したうえで，このワークの感想を自由に記述してください。

気づきノート「アイデアの数を増やす秘訣」

所属：　　　　　　番号：　　　　　　　　氏名：

演習名：ブレーン・ストーミング　　　　　日付：　　年　　　月　　　日

1回目：テーマ _____　アイデア数 _____

2回目：テーマ _____　アイデア数 _____

個人での気づき

グループでの気づき

全体での気づき

感　想

協働ワーク19：テーマ例

・人間関係をよくする方法

・初対面の人と親しくなる方法

・患者さんの気持ちを理解する方法

・患者満足度を高める方法

・お金を使わないで暮らす方法

・いらなくなった本の再利用法

・家の中を整理整頓する方法

・etc

表5　各グループの成績表

グループ	A	B	C	D	E	F
1回目						
2回目						
増　減	＋ －	＋ －	＋ －	＋ －	＋ －	＋ －

（4）協働ワーク19「ブレーン・ストーミング」のまとめ

　最初からベストな答えを考えていると，何も出てこないことがあります。そのようなときには，取捨選択を後回しにして，まずは思いつきでも構わないので，ダメなものも含めてたくさん出してみるとよいでしょう。質よりも量を重視して，たくさん出しているうちに，思いも寄らぬ名案が出てくることもあるのです。

　ブレーン・ストーミングは職場の会議でも，たびたび取り入れられます。繰り返し試みるうちに，互いに受容的となることで自由に発言できるようになり，従来の枠組みを超えた柔軟な思考も可能になるのです。

　振り返りの過程で得られる気づきの具体例を，ここで紹介しておきましょう。

〈アイデアの数を増やす秘訣〉

・他の人が出したアイデアを頭ごなしに批判しない。
・どんなアイデアにも，「いいですねー」と反応する。
・何でも言える雰囲気をつくる。
・批判癖のある人は，ダメなアイデアを率先して出す。
・「笑われるのではないか」とか「軽蔑されるのではないか」などと考えて，遠慮しない。
・名案を出そうとしない。
・従来の枠組みにとらわれず，柔軟に考えてみる。
・1つのアイデアをヒントにして，他のアイデアにつなげていく。
・etc

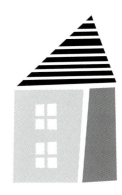

文献

- Albrecht K (1988) At America's service: How corporations can revolutionize the way they treat their customers. Dow Jones, Irwin. ／鳥居直隆監訳（1990）逆さまのピラミッド—アメリカ流サービス革命とは，日本能率協会マネジメントセンター.

- Birdwhistell RL (1970) Kinesics and Context: Essays on Body Motion Communication, University of Pennsylvania Press.

- Drucker PF (1954) The Practice of Management, Harper & Brothers Publishers Inc. ／上田惇生訳（1965）現代の経営，ダイヤモンド社.

- Drucker PF (1973) Management: Tasks, Responsibilities, Practices, Harper & Row Publishers Inc. ／有賀裕子訳（1974）マネジメント—課題・責任・実践，ダイヤモンド社.

- Emanuel EJ & Emanuel LL (1992) Four models of the physician-patient relationship, JAMA, 267(16), pp2221-2226.

- Hall ET (1966) The Hidden Dimension, Doubleday. ／日高敏隆・佐藤信行訳（1970）かくれた次元，みすず書房.

- 井上忠司（1982）まなざしの人間関係，講談社現代新書.

- 甲斐智子（2006）本学看護学部学生の雑談能力に関する研究—雑談に関する意識調査を通して，東京女子医科大学看護学部卒業論文.

- Lewin K (1947) Group Decision and Social Change, In Readings in Social Psychology by TM Newcomb & EL Hartley, Henry Holt & Co Inc.

- Luft J & Ingham H（1955）The Johari window, a graphic model of interpersonal awareness, Proceedings of the western training laboratory in group development, University of California.

- 村田真純（2008）看護学生のコミュニケーションに関する研究—学生へのアンケート調査を通して，東京女子医科大学看護学部卒業論文.

- Parsons T（1951）The social System, Chapter X, Free Press. ／佐藤弁訳（1974）社会体系論，現代社会学大系14，青木書店.

- Rogers CR (1957) The necessary and sufficient conditions of therapeutic personality change, J Consult Psychol 21(2), pp95-103.

- Schlosberg H (1954) Three dimensions of emotion, Psychol Rev 61(2), pp81-88.

- 杉田峰康（1976）人生ドラマの自己分析—交流分析の実際，創元社.

- 諏訪茂樹（1992）介護専門職のための声かけ・応答ハンドブック，中央法規出版.

- 諏訪茂樹編著（2007）利用者とうまくかかわるコミュニケーションの基本，中央法規出版.

- 諏訪茂樹（2007）対人援助のためのコーチング—利用者の自己決定とやる気をサポート，中央法規出版.

- 諏訪茂樹（2016）質の高いサービスを提供するマネジメントと組織のあり方—ドラッカーを超えて，看護管理，26(1)，pp74-79.

- Szasz TS & Hollender MH (1956). A contribution to the philosophy of medicine: the basic models of the doctor–patient relationship, AMA Arch Intern Med, 97, pp585–592.

- Whitmore J (2002) Coaching for Performance (Third Edition), Nicholas Brealey. ／清川幸美訳（2003）はじめのコーチング，ソフトバンククリエイティブ.

Index

索引

数字・欧文

90度法	46
180度法	46
CP	145
IPW	145

あ

挨拶	34
相づち	61
アイデア	173
ア行トーク	15
アクティブ・ラーニング	5
依存	86
インセンティブ	147
インター・プロフェッショナル・ワーク	145
インナーゲーム	84
インフォーマルグループ	121
インフォーマルな人間関係	138
ウィットモア	5・84
うなずき	61
栄養学教室	159
演習	4
大人と大人の関係	126

か

会議	156
会議用長机	7
学生が看護師を目指した理由	147
価値交流学習	138
学校机	7
ガルウェイ	84
看護過程	146
患者−医療者関係	126
患者中心	33
患者とのコミュニケーション	2
患者の知る権利	127

感情	78
カンファレンス	156
記憶障害	111
聞く	110
聴く	110
気づきノート	6・19
基本的な構え	125
逆ピラミッド組織	148
共感	62・78・112
共感的理解	60
協働ワーク	5
協働ワークによる学習の過程	6
協力ゲーム	149
協力−指導関係	127
嫌われる言葉	33
繰り返し	61・68
グループ	144
グループ効果	157
傾聴技法	61
傾聴姿勢	47・58
権限移譲	149
言語的コミュニケーション	10・27
検証権	127
謙譲語	27
構音障害	16
講義の受講	4
向社会的動機づけ	147
公衆距離	48
交流様式	125
コーチング	84・85・102・113
コーチング・チャート	105
後光効果	122
個人的距離	48
語調	12
コミュニケーション	2・10・15
コミュニケーション・チャネル	10

コミュニケーション・メディア	14
コ・メディカル	145
コラボレーティブ・プラクティス	145

さ

サイレント・トーク	21
逆さまのピラミッド	148
作業カード	88
作業の再現率	5
サッズ	127
雑談	34
ジェスチャー・コミュニケーション	49
自己開示	124
自己開示紹介	127
自己概念	123
自己決定	6・84
自己決定権	113・127
自己決定に迷っている患者	113
自己認知	121・124・136
支持	85
指示	85・86・113
姿勢	47・55
視線	46
実習	4
失声	21
事務的距離	48
社会的距離	48
自由回答式質問	102
集団	144
集団討議	156
自由連想ゲーム	131
受講	4
受動−能動関係	126
受容	111・138・143
シュロスバーグ	44
準言語	12
準言語的コミュニケーション	10
食習慣の変容率	5
職場理念	146

助言	85・93・113
助言観察記録	99
ジョセフ	124
初頭効果	121
ジョ・ハリの窓	124
自立支援	85
親近効果	121
親密距離	48
信頼関係	33
好き嫌いの人間関係	120
スキル	60
スキンシップ	47
すすめ方	5
ステレオタイプ	122
セカンド・オピニオンを求める権利	127
接遇満足	13
選択式質問	102
相互参加関係	127
相互主体的な関係	126
ソシオグラム	121
組織	144
尊敬語	27

た

対人感情	120
対人距離	48
対人認知	131
対人認知の偏り	121
対面法	46
他己認知	121・124・136
他者認知	121
多職種連携	144・149
単独ワーク	5
チーム医療	144
聴覚障害	21
地理学教室	162
ティーチング	85・113
丁寧語	27
テクニック	60

伝達トレーニング	35
同意	92
動作	47
トータル・コミュニケーション	11・27
閉ざされた質問	102
ドラッカー	146

な

人間関係	120・144
認知症	111
熱意	16
ねらい	5

は

パーソナルメディア	15
パーソンズ	126
バードウィステル	10
バーン	125
励まし	112
パターナリズム	126
パラ・メディカル	145
ハリー	124
ハロー効果	122
半依存	93
美化語	28
非関与	85
非言語的コミュニケーション	10・44
非指示的	86
病者役割	126
表情	12・44
表情の位置関係	44
開かれた質問	62・102
ピラミッド組織	148
フィードバック	124
フォーマルな人間関係	138
不可解な言動を示す患者	111
ブラインドワーク	166

フラストレーション反応	47
振り返り	6
ブレーン・ストーミング	171
プロセス・レコード	115
ペア	144
防衛姿勢	47・58
ホール	48
ホレンダー	127
本題	34

ま

マインド	60
マスメディア	15
マネジメント	146
明確化	62
目線	46
メッセージ	10
メッセージカード	51
メディアリテラシー	15
目標管理	146・149
モチベーション	147

や

要約	62・73

ら

リーダー	170
リーダーシップ	146
利己的な動機づけ	147
リソース活用度	157
理念	143
利用者中心	33
レビン	5
ロジャース	60

わ

「わかる」と「できる」	4

編著者紹介

編著者

諏訪茂樹（すわ・しげき）

1987年　法政大学大学院社会科学研究科修士課程修了
1990年　日本大学大学院文学研究科博士後期課程単位取得
1999年　日本保健医療行動科学会中川賞受賞
現　職　東京女子医科大学看護学部人文社会科学系准教授
著書等　『援助者のためのコミュニケーションと人間関係　第2版』建帛社
　　　　『コミュニケーション・トレーニング　改訂新版　人と組織を育てる』経団連出版
　　　　『対人援助とコミュニケーション　第2版』中央法規出版
　　　　『看護にいかすリーダーシップ　第2版』医学書院
　　　　『コミュニケーションスキルを磨こう』（ビデオ）中央法規出版
　　　　『利用者とうまくかかわるコミュニケーションの基本』中央法規出版
　　　　『対人援助のためのコーチング』中央法規出版
　　　　その他

著者

酒井幸子（さかい・ゆきこ）

2004年　東京女子医科大学看護学部卒業
2007年　スイス連邦にて保健師・創傷看護エキスパートとして従事（2014年まで）
現　在　東京大学公共政策大学院
論　文　「行動変容ステージと支援技術」『日本保健医療行動科学会雑誌』第34巻第1号（共著）

看護のためのコミュニケーションと人間関係
―アクティブ・ラーニングで身につける技術と感性

2019年12月15日　発　行

編　　著　　諏訪茂樹
発　行　者　　荘村明彦
発　行　所　　中央法規出版株式会社
　　　　　　　〒110-0016　東京都台東区台東 3-29-1 中央法規ビル
　　　　　　　営　　業　TEL 03-3834-5817　FAX 03-3837-8037
　　　　　　　書店窓口　TEL 03-3834-5815　FAX 03-3837-8035
　　　　　　　編　　集　TEL 03-3834-5812　FAX 03-3837-8032
　　　　　　　https://www.chuohoki.co.jp/

編集協力　　木野まり
装幀・本文デザイン　　大下賢一郎
イラスト　　クリエイティブセンター広研
DTP・印刷・製本　　広研印刷株式会社

ISBN978-4-8058-5972-8
定価はカバーに表示してあります。

本書のコピー，スキャン，デジタル化等の無断複製は，著作権法上での例外を除き禁じられています。
また，本書を代行業者等の第三者に依頼してコピー，スキャン，デジタル化することは，たとえ個人
や家庭内での利用であっても著作権法違反です。

落丁本・乱丁本はお取り替えいたします。